innenwelt verlag

1. Auflage 2008

Umschlaggestaltung: Silke Watermeier, www.watermeier.net
Coverfoto: Stefan Höcherl, www.derhoecherl.de

www.innenwelt-verlag.de

Druck: Westermann Druck Zwickau GmbH, Zwickau
Printed in Germany
ISBN 978-3-936360-25-7

IRIS PAUL-FEUßNER

Am Rande der Haut…

Mein Heilungsweg aus Adipositas

… beginnt das Wunder

Mit Vorworten von
Prof. Dr. Rudolf Weiner und Dr. Tilmann Moser

Inhalt

Auf den Seiten 115-121 steht zu Lesen wie unser Gehirn funktioniert und unser Leben bestimmt.

Vorwort 1

MEHR ALS DIE HÄLFTE ALLER DEUTSCHEN sind übergewichtig oder schon krankhaft übergewichtig, d.h. adipös. Adipositas ist die Zivilisationskrankheit schlechthin und eine weitere Zunahme der Problematik ist vorprogrammiert.

Die extreme Einlagerung von Energie in den Fettspeichern setzt nicht nur den Körper unter Druck, sondern fesselt die Seele. Psychische Störungen sind meist die Folge der Erkrankung, gelegentlich aber auch eine Ursache für die extreme Ablagerung von Fett. „Kummerspeck" ist ein altherkömmlicher Begriff in der deutschen Sprache.

Es geht hier jedoch nicht um ein verändertes Schönheitsideal. Es handelt sich um eine Krankheit und das ganze Leben verändert sich mit der Entwicklung der Adipositas in eine Negativspirale. Kein Lebensbereich wird verschont. Ob Schule, Beruf, Freizeit, Partnerschaft oder Familie, die Reaktionen auf das Dicksein sind sehr unterschiedlich, aber vorrangig negativ. Hänselung, Ablehnung, Spott und Ausgrenzung sind nur Facetten der vielfältigen Reaktionsweise der Umwelt. Besonders Kinder und Jugendliche werden für ihr ganzes Leben negativ geprägt.

Die Befreiung von der physischen und seelischen Last des extremen Übergewichts erleben besonders die Menschen, die sich einer operativen Maßnahme zur Gewichtsreduktion unterzogen haben. Das Gewicht sinkt drastisch, Folge- und

Begleiterkrankungen bessern sich oder verschwinden ganz. Doch bleibt das gesamte Umfeld erst einmal, wie es war. Die Hoffnung, dass alle bestehenden Probleme mit der Gewichtsreduktion gelöst werden, wird fast immer enttäuscht.

Viele seelische Problematiken bleiben lange Zeit unverändert, und durch die körperliche Normalisierung treten sogar neue Konflikte auf. Die Annahme des veränderten Körpers kann lange Zeit Probleme bereiten. Die seelische Verarbeitung der Leidensgeschichte und der aktuellen Veränderungen durch die Gewichtsreduktion kann viele Jahre dauern oder sogar erfolglos bleiben. Die Auswirkungen bleiben individuell verschieden und weisen eine große Varianz auf. Eine Hilfestellung bis hin zur Psychotherapie wird notwendig.

Iris Paul-Feußner hat als Psychotherapeutin und Betroffene ihre Erfahrungen dargestellt und Schwerpunkte sowie Sichtweisen aufgezeigt. Die drastische Gewichtsreduktion nach einem komplexen chirurgischen Eingriff hat ihr Leben erst einmal auf den Kopf und dann wieder auf neue und lebensfrohe Füße gestellt.

Welcher Weg für den Betroffenen der richtige ist, darf und soll der Leser am Ende der Lektüre für sich selbst entscheiden können. Denn jede Lebensgeschichte ist einmalig und individuell verschieden. Das Buch zeigt eine Chance harauszukommen aus der scheinbar hoffnungslosen Situation der Adipositas.

Prof. Dr. Rudolf Weiner
Chefarzt der Chirurgie, Krankenhaus Sachsenhausen,
Frankfurt am Main

Vorwort 2

„AM RANDE DER HAUT... MEIN HEILUNGSWEG AUS ADIPOSITAS" von Iris Paul-Feußner ist eines der mutigsten Bücher, die ich seit Langem gelesen habe: Offenherzig bis zur Selbstentblößung schildert sie ihre Reise durch die lebensgefährliche Adipositas, bis sie sich selbst als geheilt bezeichnen und als erfahrene Psychotherapeutin vielen Leidensgefährten Hilfe anbieten kann.

Mit teilweise dramatischen Schilderungen macht sie den Leser vertraut mit dem Erleben ihrer Operationen, die sie alle als Chance auf ein lebenswertes Leben annimmt. Sie macht deutlich, dass dieser Weg keine leichtfertige Entscheidung sein kann und die Adipositas mit einer Operation meist nicht beendet ist, vielmehr der Weg heraus lang und beschwerlich ist.

Doch davor liegen die Jahre der Adipositas mit den Qualen des Spotts und der Stigmatisierung, der Entwertung und des zunehmenden Selbsthasses. Der Körper wird zum Feind und der Hunger zur Heimsuchung, die nicht mehr kontrollierbar ist und doch nicht auf moralisch zu bewertender Fresssucht beruht, sondern auf einem genetischen Defekt. Dieser kann den Betroffenen hilflos, resigniert und depressiv machen, wenn er nicht durch ein Übermaß an Leistungswillen das Übel letztlich vergeblich zu kompensieren versucht.

Die Seele bleibt nicht unberührt von den Zwängen des Essens und des Dickseins, und der Mangel an Selbstwertgefühl erhält ständig Nahrung durch das „Spießrutenlaufen“, das oft genug in abschätzige Diagnosen verkleidet ist.

Feußners Weg verlief in Etappen: Die erste Operation des Magen- und Darmtraktes durch einen chirurgischen Pionier, dem sie anrührende Seiten der Dankbarkeit für eine gewährte Chance widmet; weitere notwendige Operationen und lebensgefährliche Erkrankungen, mehrere Psychotherapien und Körperpsychotherapien, um Erklärungen, Antworten und neue Wege zu finden.

Die Apotheose der Gesundung bringt die Entdeckung, die Hingabe und Erfahrbarkeit des Tantra, dem sie ein hymnisches Kapitel widmet, und von dem Erleben sie sich in die euphorischen Höhen einer ganzheitlichen und „heiligen“ Erotik getragen fühlt. Der Hass auf den Körper lässt nach und wandelt sich in Selbstliebe. In intensiven Begegnungen mit tantrischen Therapeuten und ihrem späteren Lehrer werden heilende Empfindungen, ja Stürme des umfassenden Erlebens frei, die das Gefühl der Beschmutztheit durch frühen Missbrauch und Gewalt von ihr abfallen lassen. Es öffnen sich neue und gute emotionale Möglichkeiten, die sie ankommen lassen in einem Gefühl des Glücklichseins mit ihrem Leben.

Iris Paul-Feußner wendet sich an die Leidensgefährten mit Hinweisen und Ratschlägen, sie hat eine neue Form der Körperpsychotherapie entwickelt, ebenso einen Adipositasverein, Selbsthilfegruppen und Internetforen mit gegründet.

Sie will ermutigen zu einem langen Weg aus krankhaftem Übergewicht heraus, der zu schaffen ist, wenn die Betroffenen wohlwollende Helfer an ihrer Seite finden und lernen, offen mit ihren Leid umzugehen.

Dr. Tilmann Moser

Psychoanalytiker und Körperpsychotherapeut

Zahllos sind die lebenden Wesen,
ich gelobe sie alle zu befreien.
Unerschöpflich sind die Leid schaffenden Täuschungen,
ich gelobe sie alle zu überwinden.
Unermesslich sind die Lehren des Lebens,
ich gelobe sie alle zu durchdringen.
Endlos ist der Weg des Erwachens,
ich gelobe ihn ganz zu gehen.

Aus dem „Kularnava Tantra"

1. Es wird Zeit

Ich stehe, nur mit einem Lunghi bedeckt, am Ufer einer Amazonasinsel in Brasilien. Mein Freund Andro hat mich eingeladen in dieses Naturreservat zu kommen und mein Buch bei ihm zu schreiben. Hier gäbe es nicht die Ablenkungen der westlichen Zivilisation, schreiben könnte ich mit einem Laptop, gespeist von Sonnenenergie, solange es hell wäre.
Tatsächlich stehe ich nun hier am feinen weißen Sandstrand und friere endlich einmal nicht mehr. Der warme Wind streichelt meine Haut und die Morgensonne erhebt sich wie ein Feuerball aus dem Meer. Dies geht am Äquator recht schnell. Es ist, als würde die Sonne lautstark verkünden, dass nur sie die Schöpferin allen Lebens dieser Erde ist. Als wäre sie sich ihrer Kraft bewusst, vollführt sie jeden Morgen ein Selbstlieberitual. Ihr Schein ist tieforange und eindringlich, er umfängt mich und gebannt schaue ich in das magische Leuchten, bis sie sich vom Horizont gelöst hat und sich gewaltig über mir erhebt. So wie jeden Tag strecke ich ihr meine Arme zur Begrüßung entgegen. Wie jeden Tag, den ich geschenkt bekomme, seit dem 27. April 2002, dem Tag meiner ersten Operation. Seit diesem Tag geht es nicht mehr ums Sterben, sondern um ein erfülltes Leben und Zukunft. Ich fühle mich mit der Sonne vereint wie mit meinem Leben. Das Rauschen des

anstrandenden Wassers und das Vorbeiziehen der roten Ibisse scheint unsere Verschmelzung mit Weltmusik zu umspielen. Ich bin versöhnt mit mir und mit meinem Weg, der vor mehr als fünf Jahren begann.

Es ist nun an der Zeit mich aufzumachen, um dieses Buch zu schreiben. Eine Reise, die vor 2002 aus körperlicher Sicht nicht möglich war. Ich konnte damals nicht mal eine Treppe hochgehen, meine Körpermasse erdrückte mich, tötete mich langsam, und ich war auf Medikamente angewiesen, die mich am Leben hielten. Urlaub, egal ob mit dem Zug oder Flugzeug, konnte ich schon lange nicht mehr machen. Andere sahen sich die Welt an, ich konnte nur davon träumen.

Dies ist eine ganz bewusste Reise für mich und es ist mir wichtig, sie alleine zu machen. Ich habe genug Zeit, um anzukommen, denn meine Anreise dauert zwei Tage. Ich besteige ein Flugzeug nach dem anderen, überquere den Atlantik und durchquere Brasilien. Ich komme irgendwann in einem mir fremden Land an, mit einer mir fremden Sprache und Kultur. Von manchem, das ich sehe, bin ich entsetzt, z. B. von der für uns unvorstellbaren Armut am Amazonas, die ich für mich neu zu definieren habe. Von anderem bin ich fasziniert: von der Schönheit des Landes, der Offenheit und Kreativität der Menschen. Ich sehe, sehr ungewohnt für mich, viele lachende Kinder. Jeweils zur rechten Zeit begegne ich Menschen, die mir mit ihrer Freundlichkeit oder praktischen Unterstützung weiterhelfen, um anzukommen. Wenn sie ungläubig fragen, was ich denn ausgerechnet an diesem verlassenen Ort will, und ich von meinem Lebensweg und dem

Buch erzähle, das ich schreiben will, dann leuchten ihre Augen und ihre guten Wünsche begleiten mich. Ich suchte auf einer Weltkarte diese Privatinsel im Mündungsdelta des Amazonas, aber ich fand sie auf keiner, und doch steht auf meinem Zettel eine Adresse. Mit Hilfe meiner Hände, einem Portugiesisch-Wörterbuch, meinen Englisch- und bescheidenen Spanischkenntnissen komme ich schließlich am Strand des Festlandes an.

Ich habe es fast geschafft und bin guter Dinge. Ein kleines Boot bringt mich schließlich zur „Ilha"– der Insel. Ich rieche nach Schweiß, denn seit Tagen konnte ich nicht duschen, mein langes Haar ist zerzaust, mein Kleid ist vom Schlamm verdreckt und nur mein Sonnenhut scheint kein Wasser und keine Seife zu brauchen. Als der Fischer mir signalisiert, dass es die Insel vor uns wäre, da weiß ich ebenso sicher wie vor fünf Jahren, dass ich am richtigen Platz bin. Ich erkenne langsam einzelne Menschen, die am Strand vor einem langen Steinhaus stehen und zu mir herübersehen: Es sind meine Freunde, und ich weiß, ich bin an einem Ort, der gut für mich ist. Beim Anlanden werde ich schließlich noch ganz nass. Mit einem „Herzlich willkommen" schließt mich Andro in seine Arme. Mein Gepäck wird zum Haus getragen und so müde ich auch bin, so sehr hüpft mein Herz vor Freude. Ich könnte laut herausschreien: „Ich habe es geschafft! Ich bin angekommen!" ... wie wahr!

ES IST EIN BISSCHEN WIE IN DEN letzten Jahren, als ich das Leben der Normalgewichtigen nicht mehr zu kennen schien, so lange war es her, dass ich ihm angehörte. Ich verstand hinter meiner Dickenbrille oftmals ihr Denken und Handeln nicht. Es bedurfte der Hilfe so mancher Menschen, um Antworten auf sehr viele Fragen und Orientierung für meinen neuen Weg zu finden. Ich hatte großes Glück, dass ich den Entschluss fällen konnte mein Leiden als Extremdicke zu beenden. Ebenso wie auf dieser Reise tauchten immer zur rechten Zeit Menschen auf, um mit mir ein Stück des Weges zu gehen. Dies empfinde ich noch heute als eines der schönsten Geschenke meines Lebens. GM, mein körpertherapeutischer Kollege, der mich bei meiner Neuorientierung begleitete, sagte mir immer: „Iris, du musst es dir vorstellen können. Dann kannst du es auch tun."

Oh, ich konnte mir sehr gut vorstellen, nicht mehr fast 170 Kilo wiegen zu müssen. Ich konnte natürlich leicht sagen, was ich alles nicht mehr wollte, aber nach und nach auch, was ich wollte: endlich wieder „normal" sein, ohne dies Normalsein wirklich schon definieren zu können oder gar zukünftige Bilder vor mir zu sehen. Er sagte mir auch, dass „Erfahrung" von „erfahren" kommt, ich trotz meiner Ängste und Zweifel hinaus zu den Menschen gehen müsse, um Antworten auf meine Fragen zu bekommen. Es war ein wichtiger Rat, den ich beherzt angenommen habe und der mir half, schließlich in meinem Leben anzukommen – glücklicher und erfüllter, als ich es mir je hätte vorstellen können.

So gehe ich nun einen weiteren Schritt, um Sie, meine Leser, „erfahren" zu lassen. Sie müssen aber wissen, dass das, was Sie lesen werden, meine subjektive und heutige Sicht ist. Zudem ist es wichtig, wenn sie von Adipositas betroffen sind, dass Sie ihren eigenen Weg suchen und finden, denn kein Mensch hat die gleiche Geschichte. Mit diesem Buch möchte ich Sie ermutigen, sich ihre eigene Wirklichkeit zu gestalten, Verantwortung für sich selbst zu übernehmen. Sie werden beim Lesen andere Bilder vor sich sehen, als ich sie während des Schreibens hatte, jeder Leser wird andere Wahrnehmungen haben: Gehen Sie ihren Weg und erschaffen Sie sich ihre Welt. Ich versuche schwerpunktmäßig das anzusprechen, was mir in meiner Arbeit mit Adipositas-Patienten immer wieder begegnet, um eine möglichst hohe Wahrscheinlichkeit zu schaffen, die richtigen Themen zu wählen. Ich erhebe weder einen Anspruch auf Vollständigkeit noch auf Vollkommenheit der genannten Problematiken, ich möchte Sie aber zum Weiterdenken anstiften.

Als Betroffene möchte ich Ihnen Hoffnung geben, damit Sie nicht aufgeben, denn dies bedeutet bei morbider Adipositas (tödliches Übergewicht) den sicheren, frühzeitigen Tod. Es ist mehr als unangenehm, an den Folgeerkrankungen wie Diabetes Typ II, Bluthochdruck, Leber-, Nieren-, Herz- und Kreislaufversagen langsam zu sterben. Da es eine Lösung gibt, aus diesem Kreislauf auszusteigen, bin ich nicht bereit, Ihren vorzeitigen Tod so einfach hinzunehmen.

Ich habe die letzten Jahre in meiner psychotherapeutischen Praxis und bei der Mithilfe des Aufbaus einer Selbsthilfeplattform für Adipositaserkrankte viele Menschen begleiten dürfen und kann sagen, dass es nicht einen unter ihnen gab, der es bereute, sich aufgemacht zu haben, seine Situation zu ändern. Keiner hat sich leichtfertig für eine Operation entschieden; manchmal war es wichtig, abzuwarten, manchmal war Gefahr in Verzug. Ich habe viel Selbstverantwortung bei den Betroffenen erlebt und habe tiefen Respekt vor ihnen. Und ich bin dankbar für die Arbeit, die ich hier leisten darf.

Ich fühle mich berechtigt, über diesen Weg zu schreiben, denn ich habe grundlegende Arbeit auf dem Gebiet der notwendigen Behandlungsschritte bei Adipositas geleistet, auf psychischer wie auf physischer Ebene; speziell, welche Veränderungen nach einer Adipositas-Operation passieren müssen und lebensnotwendig sind, um ein befriedigendes, neues Leben gestalten zu können. Diesen Anspruch habe ich an eine erfolgreiche Behandlung. Ich habe auf meinem Weg Fehler gemacht und daraus gelernt. Auch dadurch habe ich Kompetenz gewonnen, denn ich musste eine ganze Reihe von Komplikationen und Einbrüchen durchleben. Auf psychischer Ebene musste ich die inneren Systeme analysieren, mit denen ich verhaftet war: mein Denken, mein Fühlen, mein Handeln, meine Konditionierungen, meine Moralvorstellungen und die Art, wie ich meine Außenwelt wahrnehme. Das ist bei allen so, die unter extremer Adipositas leiden, und sie können zu einem inneren Monster werden, das keinen Ausweg zuzulassen scheint. Aber es gibt ihn!

Die Meinungen vieler normalgewichtiger Kollegen waren mir, zum Glück, zu undifferenziert, meist auch zu unwissend. Ich war nicht bereit mich kategorisieren zu lassen und wollte wirkliche Antworten und Lösungen finden, für mich und meine dicken Patienten. So musste ich mich meinem Suchtteil, meiner Grenzenlosigkeit und meinem Aktionismus stellen, und meinem gestörten Selbst- und Körperbild. Ich zog schließlich aus, mich spürbar lieben zu lernen, und zwar mit allem, was ich habe und bin. Kompromisse wollte ich nicht mehr eingehen, ich hatte bis dahin zu viele gemacht.

Es kann sein, dass ich Sie mit heftigen Worten belästige. Ich werde das Wort „fett“ anstelle von „dick“ benutzen, weil ich und andere Betroffene genau das gehört haben. Nur das offene und direkte Benennen dessen, was uns wirklich in der Gesellschaft widerfährt, kann vielleicht einen aufmerksameren Umgang mit uns selbst bewirken. Dicke Mitmenschen werden es verstehen und es nicht als Erniedrigung oder Beleidigung meinerseits empfinden, denn sie hören diese Worte oft und sind ebenso oft verletzt davon.

Dieses Buch ist auch für Angehörige. Sie bilden das persönliche Umfeld der Dicken, und haben eine wichtige Rolle in diesem Veränderungsprozess, der das gesamte Leben eines extrem Dicken auf den Kopf stellen wird.

Und es ist für die Experten, für Ärzte, Heilpraktiker, Psychiater und Psychotherapeuten, Ernährungsmediziner. Ganz besonders auch für die, die nach wie vor leugnen, dass es sich bei Adipositas um eine durch die WHO anerkannte Krankheit handelt. Die Fachleute der entsprechenden Fachrichtungen möchte ich an dieser Stelle um Verständnis bitten, ich bin bemüht, weitestgehend auf Fachterminologie zu verzichten. Ich wünsche mir nämlich, dass die folgenden Zeilen von möglichst vielen gelesen und verstanden werden. Diese Krankheit ist kompliziert, weil es neben dem überwiegend genetischen Anteil noch weitere Anteile in sekundärer Form gibt.

In Deutschland sind mehr als 50 Prozent der Bevölkerung bereits übergewichtig, und schon 2003 waren 9 Millionen Deutsche adipös. Rund zwei Prozent der deutschen Bevölkerung sind von extremer Adipositas betroffen, d.h. sie haben einen BMI von über 40<*. Tendenz steigend! Vielfach werden

** BodyMassIndex. International gebrauchter Begriff zum Bestimmen des Gewichtes. Körpergewicht dividiert durch Körpergröße mal Körpergröße. Beispiel: 135 Kilo : 1,65 x 1,65 = BMI 49,6*

diese Menschen von den helfenden Berufen stigmatisiert, und notwendige Behandlungen werden nach wie vor verweigert. Stattdessen werden sie von einer Diät in die andere gejagt, die aus verschiedenen Gründen keinen nachhaltigen Erfolg haben können.

Wir müssen neue Wege gehen. Die neuen operativen Maßnahmen geben ein Instrument an die Hand, um die genetischen Wirkmechanismen so zu umgehen, dass eine dauerhafte Regulierung des Körpergewichtes möglich ist (Schritt 1).

Die Operation kann aber nicht die alleinige Lösung des Problems sein, weil der Suchtanteil der Erkrankung, sowie die gesellschaftliche und soziale Traumatisierung mit der Operation nicht behandelt sind. Nach der Operation muss eine Psychotherapie folgen, ein Erkenntnisweg, eine Krankheitseinsicht, was die Erkrankung mit dem Patienten machte, wie sie ihn körperlich und auch psychisch verunstaltete (Schritt 2).

Doch der Heilungsweg darf auch hier nicht aufhören. Erfahrungen zeigen, dass wir ansonsten nur wissende Dicke in dünneren Körpern haben und Suchtverlagerungen, Depressionen und Ängste die Folge sein können. Eine dauerhaft erfolgreiche Adipositasbehandlung muss dem Patienten eine berechtigte Hoffnung auf ein lustvolles und befriedigendes Leben nach einem anstrengenden Weg in Aussicht stellen können. Der Patient muss trotz evtl. nicht rückgängig zu machender Folgen seiner Erkrankung, wie z.B. Operationsnarben, freudiger Gestalter seines zukünftigen Lebens sein können. Hierfür sollte durch einen körperpsychotherapeutischen Heilungsweg eine spürbare Versöhnung mit dem bisher gehassten Körper stattfinden (Schritt 3).

Das Nichthassen reicht jedoch nicht aus, um eine wirkliche Veränderung hin zu einem positiven Lebensgefühl zu entwickeln. Durch gezielte gute, körperlich berührende Erfahrungen kann die Selbstliebe und die Liebe zum Leben wieder wachsen, nur dann kann eine anhaltende Veränderung passieren. Wer sich selbst wohlwollend annehmen und sogar eine liebevolle Verantwortung für sich übernehmen kann, wird positive Resonanz in seinem Umfeld erfahren und damit die Negativspirale der Erkrankung endgültig durchbrechen können (Schritt 4).

Das sind die Schritte auf dem Weg heraus:

1. Operative Maßnahmen und Ernährungsumstellung
2. Erkenntnisse durch Psychotherapie
3. Erwachen der Lebens- und Liebeslust durch körpertherapeutische Interventionen, durch Erweiterung des Lustgewinns auf andere als orale Bereiche
4. Freude an sich selbst und dem eigenen Erleben, Gestaltung eines befriedigenden Lebens

Nur in der deutschen Sprache gibt es den Ausdruck „Fettsucht“, der irreführend ist, aber immer noch gebraucht wird, denn es handelt sich bei Adipositas um eine Störung des Energiehaushaltes, verbunden mit einer übermäßigen Fettspeicherung. Suchtmerkmale sind vorhanden und spielen eine sekundäre Rolle. Übermäßiges Essen und zu wenig Aktivität sind nicht die Ursache dieser extremen Form des Übergewichtes. Es handelt sich um eine chronisch familiäre Erkrankung, die bei genetisch prädisponierten Menschen auftritt, wenn sie einer entsprechenden Umwelt ausgesetzt sind.

Es gibt vier Kategorien von Adipositas:
Grad I, bei einem BMI von 30-34,9
Grad II, bei einem BMI von 35-39,9
Grad III, ab einem BMI von 40-49,9
Grad IV, ab einem BMI höher als 50

Mir geht es nicht darum, Sekundärsymptomatiken (wie z.B. psychische Erkrankungen) zu verleugnen, sondern nur um die richtige Reihenfolge, in der eine Behandlung angegangen werden muss. Bei extremer Adipositas scheiden meist wegen der lebensbedrohlichen Situation langfristige Programme zur Gewichtsabnahme aus. Die Adipositaschirurgie ist oftmals die letzte Chance vor einem drohenden Adipositastod. Immer noch muss ich miterleben, dass Menschen sterben, obwohl eine Operation sie hätte retten können, aber die betreuenden Ärzte vor Ort nicht wissen, dass es chirurgische Hilfe gibt.

Es gibt Ärzte, die schmettern die Anfragen von Patienten mit undifferenzierten Aussprüchen ab, dass sie z.B. nach einer Operation ihren Stuhl nicht mehr kontrollieren könnten oder arbeitsunfähig würden. Ich kenne nicht einen einzigen Fall, aber genügend Dicke, die nie Arbeit und Ausbildung wegen ihres extremen Gewichtes fanden.

Manche Patienten bekommen zu hören, dass es z.B. lebensgefährlich sei, extrem Dicke in Narkose zu versetzen. Das kann sein, wenn man nicht in eine Fachklinik geht, wie das Krankenhaus Sachsenhausen in Frankfurt am Main, das sich auf Adipositas spezialisiert hat. Dort wissen die Anästhesisten, dass Dicke ein Narkosemittel brauchen, das sich nicht im Fettgewebe einlagert. Sie wissen, dass der Beatmungsdruck und die Sauerstoffmenge anders sein müssen als bei Normalgewichtigen.

Bei mehreren tausend Operierten in diesem Krankenhaus ist noch nie ein Patient während der Narkose oder an dieser verstorben. Alle mir bekannten auf diesem Gebiet arbeitenden Ärzte hoffen auf eine Gentherapie. Aber solange es diese noch nicht gibt, ist die Operation der richtige Schritt.

Ich schreibe dieses Buch mit meinem wirklichen Namen, denn ich habe alles, was Sie lesen werden, selbst erlebt und durchlebt. Ich bin für Sie erfahrbar und als psychotherapeutische Hilfe erreichbar. Auch die hier mit ihrem Namen genannten chirurgischen Ärzte, die Kliniken und die Therapeuten stehen bereit, um Ihnen zu helfen.

Da es meine Geschichte ist, nenne ich nur die Namen, von deren Integrität und fachlichen Kompetenz ich überzeugt bin. Es gibt aber noch andere Kliniken in Deutschland, die auf Adipositas spezialisiert sind. Manche Namen sind aus Gründen des Persönlichkeitsschutzes abgeändert oder abgekürzt. Ähnlichkeiten mit lebenden Menschen sind aber beabsichtigt. Ich hoffe, dass Ihnen als Betroffene – immer männlich und weiblich gemeint – die Hoffnung und Vision ausreicht, die in diesem Buch zum Ausdruck kommt, um aufzustehen, Kontakt aufzunehmen und Ihren Weg ins Leben zu gehen.

2. Dick und nichts geht mehr

ES GAB ZEITEN IN MEINEM LEBEN, in denen Dicksein kein Thema war. Ich war durchtrainiert, spielte Handball und habe Schwimmen als Leistungssport betrieben. In meine blauen Augen verliebten sich die Jungs gerne und meine langen lockigen Haare brachten mir den Spitznamen „Wuschel" ein. Ich hatte einige negative Erfahrungen mit Männern gemacht; der Sport war mein Ausgleich und machte mich zufrieden.

Natürlich sah ich bei allen Familienfeiern der Verwandtschaft meiner Mutter die dicken Frauen, aber das war halt so, ich kannte es nicht anders. Ich muss zugeben, dass ich damals auch dachte, dass sie einfach weniger essen und sich mehr bewegen sollten. Ich schaute auf ihre unförmigen, schwabbelnden Körper herab, denn es war mir schleierhaft, wie Essen einen so großen Stellenwert in ihrem Leben haben konnte. Sie schnauften bei jeder Bewegung und alles schien anstrengend zu sein. Gemeinsam wurden Berge von Essen gekocht und gegessen, die Torten selbst gebacken und man verbrachte Stunden damit, um z.B. Marzipanrosen selbst zu machen.

Die psychischen Beweggründe dahinter interessierten mich damals noch nicht wirklich. Für mich war es nur nervend und anstrengend, um sie herum zu sein; ihre Körper waren unansehnlich und ihr Leben unerfüllt. Ich war jung, aktiv und fühlte mich wohl. So fett wie diese Verwandten wollte ich nie werden. Es nervte mich, wenn sie am Tisch von ihren unzähligen Diäten und Diäterfolgen sprachen. Dabei legten sie sich das dritte Stück Torte auf den Teller und sagten, dass ihnen nun aber schlecht sei. Wenn ich sie wieder sah, waren sie dicker als je zuvor.

Doch so mit 18 Jahren spürte ich, dass sich etwas in mir veränderte. Es war eher ein vages Gefühl, das ich nicht definieren konnte. Ich hatte plötzlich immer Hunger! Hunger, der nie aufhörte und immer da war. Ich konnte mich überessen und hatte kurz darauf wieder Hunger. Niemand sagte mir, dass meine Gene laut zu ticken begannen. Ich merkte nur, dass anscheinend ein Schalter in mir aktiviert wurde; etwas, das stärker war als mein Bewusstsein, hatte ohne meinen Willen und über mich hinweg von mir Besitz ergriffen: die Gene. Es fühlte sich schlimm an. Ich wusste, dass ich früher viel weniger gegessen hatte, aber jetzt hielt ich den Hunger nicht mehr aus, der mir nachts sogar den Schlaf raubte. Plötzlich gab es nur noch Hunger und nur noch die Fantasie, was ich dagegen tun könne. Ich dachte nur noch an Essen und war mit dem Einkauf von Lebensmitteln und deren Zubereitung beschäftigt. Das war die einzige Esspause, ansonsten stopfte ich so viel wie möglich in mich hinein.

Natürlich fiel es meinen Freunden auf, dass ich an Gewicht zulegte und auch beim Essen gut zulangte. Die ersten Warnungen kamen, sie waren sicher gut gemeint, haben mir aber nicht geholfen. Keiner sonst spürte dieses innere Ticken. Dann fing ich an, heimlich zu essen, wurde zunehmend unglücklicher und depressiv. Ich fühlte mich alleine und hilflos diesem Hungergefühl ausgeliefert.

Man fragte mich, ob ich Sorgen hätte und deswegen zulegte. Klar hatte ich Sorgen, denn meine Kindheit war nicht gerade schön gewesen. Aber das konnte es nicht sein. Meine Freunde sagten, dass ich eben weniger essen und wieder mehr Sport machen solle. Aber dies „eben mal" funktionierte nicht mehr. Wo waren die Schnüre, die mich zur Marionette einer Krankheit machten? Noch waren es nur wenige Kilo und ich hätte sie mir durchaus runterhungern können, was ich zwischendurch auch immer wieder tat, aber dann hielt ich das Hungergefühl nicht aus und aß wieder. Andere führten es auf meinen ersten festen Freund zurück. Aber dies schien mir kein Grund zu sein, denn es hatte schon angefangen, bevor ich ihn kennenlernte. Ich empfand es eher als Glück, dass er meinem Gewicht nicht so viel Bedeutung beimaß; er hatte sich nicht in meinen Körper, sondern in mein Wesen verliebt. Ich wusste noch nicht, dass er mich zwei Jahre später heiraten und mit mir den Weg in ein neues Leben gehen würde. (Wir haben inzwischen unseren 21. Hochzeitstag gefeiert!) Nein, er war nicht der Grund für mein Zunehmen.

Es war dieses elende Ticken in mir, das meinen Körper plötzlich anders funktionieren ließ. Traurigkeit übermannte mich, weil ich keinen Sport mehr machen konnte und sich so mein Freundeskreis veränderte. Ich verlor lieb gewonnene Hobbys und mein mitmenschliches Gleichgewicht. Diese Gefühle behielt ich allerdings für mich. Kurz vor meiner Hochzeit musste mein Hochzeitskleid noch weiter gemacht werden, binnen Wochen hatte ich zahlreiche Kilo mehr drauf. Mittlerweile waren es bis zu 20 Kilo pro Jahr, die dazukamen. Das Gewicht ging auch mal wieder runter, so wie ich es früher bei meinen Verwandten gesehen hatte. Einmal aß ich sechs Wochen einfach nichts und nahm 35 Kilo ab, aber ich konnte diesen nagenden Hunger immer nur eine Zeit lang unter Kontrolle halten, irgendwann hielt ich es dann nicht mehr aus: Ich wollte endlich wieder satt werden!

Inzwischen war ich verheiratet und mein Mann akzeptierte mich so, wie ich war, auch wenn er eine ursprünglich sportliche Frau geheiratet hatte. Viel mehr litt er an meiner Hormonstörung, die durch das Dicksein entstanden war und die mich unfruchtbar machte. Er hatte sich so sehr ein Kind gewünscht. Also begann ich eine Hormonbehandlung, die mir nach zwei Jahren auf den letzten Drücker noch eine Schwangerschaft ermöglichte. Nach dieser Behandlung hatte ich und auch mein Mann erst mal die Nase voll von Sex. Miteinander schlafen zu müssen, weil der Frauenarzt sagte, dass die Hormonwerte einen Eisprung anzeigten, war zutiefst erniedrigend für mich.

Ich tröstete mich mit Essen. Es wurde keine schöne Schwangerschaft, denn ich galt als Risikoschwangere, und die Maschinerie, in die ich von frauenärztlicher Seite hineingeriet, machte mir die Schwangerschaft eher zur Angsthölle als zu einer positiven Erfahrung. Auch die Entbindung zeigte mir deutlich, dass ich keine normale Schwangere war, ich wurde so entwürdigend behandelt, auf mein Schamgefühl nahm man keine Rücksicht, auf meine körperliche Unversehrtheit noch weniger. Es war ein zutiefst erniedrigendes Schlachtfest und ich wollte das kein weiteres Mal erleben.

Ich hatte mehrere Ausbildungen, Zulassungen und Qualifikationen im Steuerrecht, als Heilpraktikerin und in der Psychotherapie. Ich war ein Workaholic, und es war deutlich zu spüren, dass ich mir alles sehr hart erarbeiten musste, wenn schöne und schlanke Frauen nur mit dem Finger zu schnippen oder mit dem Po zu wackeln brauchten. Ich musste immer mit mehr Fleiß und größerem Wissen als die Normalen aufwarten, um meine Ziele zu erreichen. Ich musste so gut sein, dass man an mir einfach nicht vorbei konnte, ohne sich selbst bloßzustellen. Damit konnte ich umgehen, denn ich hatte genug Ehrgeiz in mir und genug Wut, um diesen Weg auf mich zu nehmen.

Bei den therapeutischen Kollegen war mein Stand nicht gut und ich merkte, dass sie auf mich heruntersahen. Sie schüttelten den Kopf darüber, wie ich mit diesem offensichtlichen Problem so überheblich sein und mich auch noch in eigener Praxis niederlassen konnte. Alle möglichen Diagnosen hatten sie für mich parat und die Ursachen meiner Fettleibigkeit waren für sie ausschließlich psychologischer Natur. Ich wäre halt- und grenzenlos, müsste neurotisch, frühkindlich gestört sein. Ihre Reaktionen waren so massiv wie mein Gewicht. Den hilflosen diagnostischen Fantasien waren wenig Grenzen gesetzt.

Jetzt isolierte ich mich immer mehr, zog mich zurück in meine Welt, die immer kleiner und enger wurde. Ich aß zum Trost, zur Ermutigung, um mich geborgen zu fühlen und Hoffnung zu haben, um mir selbst Gutes zu tun. Eine dicke Frau ist nicht unbedingt das Objekt, das man in den Arm nimmt, tröstet und streichelt. Ich wurde immer depressiver, begann wirklich an mir selbst zu zweifeln und unterdrückte diese Gefühle wieder mit Essen.

Hunderte von Stunden Therapie brachten keinen Erfolg, denn sie konnten das Leiden nicht lindern, das mir inzwischen im Alltag widerfuhr. Dabei hätte der Druck, den ich mir selbst machte, schon völlig ausgereicht. Ich litt unter der mangelnden Nähe, denn ich legte mir nach und nach einen Gefühlspanzer zu, um die Erniedrigungen und Ausgrenzungen auszuhalten, die Ablehnung, die Diskriminierungen, die Abwertungen. Ich konnte die ewigen Verletzungen meiner Umwelt nicht mehr ertragen und kaschierte sie, indem ich noch taffer wurde. Ich habe vom Leben ohnehin viel Temperament mitbekommen, und so wurde ich immer unsensibler, dominanter und bestimmter im Umgang mit anderen.

Mein Ziel war es, so selbstbewusst aufzutreten, dass meine Umgebung nicht einmal in Erwägung ziehen würde mich zu verletzen. Sie wussten nicht, dass es Selbstschutz war, aber sie reagierten darauf: Meine Fähigkeiten waren gefragt, mein Wissen, mein Organisationstalent, meine Zuverlässigkeit. Emotional blieb ich außen vor. Ich war unnahbar, unantastbar geworden und litt wie ein Hund unter meiner eigenen Kälte. Meinen inneren Schrei hörte niemand.

Jenseits der 130 Kilo hörte ich auf mit den Diäten. Ich gab ein Stück weit auf. Jeder Gang auf die Straße wurde zum Spießrutenlaufen. Ich hielt es nicht mehr aus, wenn ich raus musste, denn alle Köpfe drehten sich nach mir um. Ich reagierte auf dieses Angaffen nicht, weil sie doch recht hatten. Ich war unförmig, zunehmend unbeweglich und wackelte über die Straße. Die Oberschenkel waren so dick, dass normales Gehen nicht mehr möglich war. Meine Kleider glichen Zelten, die Schuhe wurden breiter, damit mir die Füße nicht so schmerzten.

Die Kommentare der Menschen hörte ich, reagierte aber nicht darauf; sie verletzten mich. Sie sagten Sätze wie: „Schau mal die fette Sau!“ – „Pass auf, dass du nicht platzt!“ – „Ist die Straße für dein Gewicht zugelassen?“ – „Friss nicht so viel.“ – „Ich wollte schon immer mal eine Fette ficken.“ – „Schaut mal die Fette, der arme Mann, wie hält er das nur aus? Der kommt an sie doch gar nicht mehr ran.“

Wenn ich zu einem Geschäftsessen musste, fuhr ich vorher zum Lokal, um zu sehen, wie die Bestuhlung war und ob ich reinpassen würde. Es waren schon Stühle unter mir zusammengebrochen und dies war mir unendlich peinlich und verletzte mich. Ich wollte sicher gehen. Wichtig war auch, nach Restaurants Ausschau zu halten, die große Portionen anboten, damit ich nicht gleich danach wieder essen musste. Vor Fremden kontrollierte ich oft mein Essen, damit ich keinen schlechten Eindruck machte. Für alle Fälle hatte ich aber im Auto und an allen möglichen Stellen Essen deponiert, um diesen unsäglichen Hunger zu stillen. Dass es zunehmend größere Portionen geworden waren, realisierte ich erst nach der Operation.

Bald konnte ich keine weiten Wege mehr laufen, aber ich musste raus, um die Massen an Lebensmitteln zu kaufen. Parkplätze suchte ich dann immer direkt vor den Geschäften. Hinter das Lenkrad passte ich kaum noch, dabei fuhr ich schon einen großen Wagen. Ich schwitzte und bekam schwer Luft, mir war stets schwindelig. Jede Bewegung war ein Kraftakt. Also musste ich Besuche unterlassen, auch bei Freunden, die höher als ein Stockwerk wohnten. Diese ließen mich immer weniger an ihrem Leben teilhaben, denn ich konnte nichts mehr mit ihnen teilen. Ich hatte ohnehin längst aufgehört, ihnen zuzuhören. Ich hörte nur noch mich selbst und mein Leiden. Jedes Stehen, jeder Schritt tat nur noch weh. Die Atemprobleme wurden massiver und ich musste Medikamente nehmen, um Luft zu bekommen. Nach dem Anziehen meiner Schuhe keuchte ich wie eine alte Dampflok. Nach dem Duschen war ich sofort wieder nass geschwitzt, kam kaum noch in die Duschkabine. Ich konnte nichts mehr tragen, grad noch so mein Gewicht. Ja, nun war ich unbeweglich und faul, was ich nie hatte sein wollen. Mein Körper konnte nichts mehr leisten, er brauchte alle Kraft, um sich selbst am Leben zu erhalten.

Ich schaute in die Welt nach draußen, wo andere ihr Leben lebten. Sie war mir längst fremd geworden. Dort wo Menschen sich trafen und gemeinsam redeten, in der Sonne saßen, sich freuten, feierten und wo Liebespaare auf der Wiese lagen und sich ihrer Zuneigung hingaben, überall dort war ich nicht. Wie gerne war ich früher geschwommen und hatte seit 15 Jahren kein Schwimmbad mehr betreten aus Scham.

Ich betrat eigentlich gar nichts mehr, außer Arztpraxen. Ich kam nicht rein, nicht drauf, nicht dran. Mein Leben bestand aus: „Geht nicht." Ich konnte mit meiner Tochter nichts mehr machen, was ihr Spaß gemacht hätte, denn Mami konnte sich nicht mehr bewegen.

Ich ging in kein Geschäft mehr, um Kleidung zu kaufen, denn es gab ohnehin nur eines, das meine Größe hatte. „Kaschieren" hieß das Zauberwort. Kaschieren, um nicht noch fetter zu wirken. Viel Stoff bleibt viel Stoff und das Fett darunter blieb auch. Es gab nichts mehr auf Form zu schneidern, denn es gab keine Form mehr, nur noch Unförmigkeit. Wenn ich stand, war mein Körper völlig anders proportioniert als beim Sitzen. Dann spätestens brauchten Blusen und Hosen „Freiraum", denn mein Bauch hing irgendwann bis zu den Knien, wenn ich saß. Ich erschrak immer, wenn ich bügelte und ein Hosenbein auf dem Bügelbrett nicht auf einmal gebügelt werden konnte, sondern nur zur Hälfte. Aber irgendwann war es auch egal, ob es Größe 54 war oder dann Größe 60.

Auch das Reisen war schon lange nicht mehr möglich, ich passte weder in den Sitz eines Zuges oder Busses noch in den eines Flugzeuges. Darunter litt ich besonders und es schien nie mehr möglich zu sein. Frei zu reisen, frei zu sein als Bürger eines freien Landes, andere Länder und Kulturen kennenzulernen, wären Dinge gewesen, die für mich Lebensqualität bedeutet hätten. Als Jugendliche liebte ich es, mit meiner Interrailkarte durch ganz Europa zu reisen. Ich hatte Brieffreunde auf der ganzen Welt und wir besuchten uns gegenseitig. Dies waren nur noch sehnsüchtige Erinnerungen an die Vergangenheit. Kein Sitz, kein Bett war groß, breit oder stabil genug. Unsere Welt ist genormt, ich war außerhalb jeglicher Norm. Ich saß in meinem Gefängnis ohne Aussicht auf Freiheit, nicht einmal Freigang hatte ich.

Mein Leben war schon lange verloren gegangen. Ich schien im Selbstbetrug und im Verheimlichen vor anderen zu ertrinken und sah kein Licht mehr am Horizont. Die Iris, die ich kannte, war nicht mehr da. Es gab sie nur noch tief in mir drinnen. Es war, als hätte ich ihr einen Bunker gebaut, um sie zu bewahren für die Zeit, in der wieder Leben möglich sein würde. Zum Glück habe ich dies getan, zum Glück gab es anscheinend eine Resthoffnung tief in mir. Tiefer konnte es nicht gehen. Aber ich hatte doch noch nie aufgegeben!

Bis zum Jahr 2000 war ich weitgehend gesund geblieben, dies änderte sich, als Diabetes mellitus Typ II diagnostiziert wurde. Das war für mich kaum zu handhaben. Bei den riesigen

Mengen, die ich aß, war das Einstellen auf halbwegs normale Blutzuckerwerte ein Glücksspiel. Ich hatte nun auch immer Durst, aber kalorienarme Getränke wie ungesüßten Tee oder Wasser brachten mich zum Würgen. Es war ein Teufelskreis, denn zum Schluss trank ich sechs Liter am Tag, was meine Nieren kollabieren ließ. Im Frühsommer 2001 spürte ich, dass es mit mir gesundheitlich bergab ging und es kein gutes Ende nehmen würde. So wollte ich nicht sterben.

Ja, erstmals tauchte die Möglichkeit des Todes in meiner Gedankenwelt auf. Mein Arzt sagte mir, dass etwas passieren müsse, sonst sei es zu spät. Alle spürten es, vor allem ich selbst. Ich war längst auf dem direkten Weg Richtung Tod. Von Leben, Glück und Zukunft sprach niemand mehr. Adipositas war mein Gift. In mir war die Giftfabrik, die ihren Beitrag zur Produktion leistete. Sie war kein Fluch, denn sie kam weder von einem höheren Wesen noch wurde sie mir von fremder Hand auferlegt. Ich gebrauchte sie gegen mich selbst.

Adipositas erfasste nicht nur meinen Körper, sie beeinflusste auch meinen Geist, zerstörte meine Seele. Sie war in mir und um mich herum. Mein unförmiges Aussehen war nur ein äußeres Zeichen. Es wurden zwar am Tage X die Gene gestartet, aber ich war es, die diesen Mechanismus unterstützte und beeinflusste.

Meine Verteidigungsmechanismen steigerten sich mit zunehmendem Gewicht. Damit andere keine Möglichkeit hatten mich anzugreifen, definierte ich mich durch Leistung, und überforderte alle um mich herum. Ich merkte dabei gar nicht, wie überzogen ich war. Ich kontrollierte meine Gefühle derart konsequent, dass ich sie selbst nur am Rande wahrnahm; dann passte ich sie dem Bild an, das ich dachte von mir haben zu müssen. Ich durfte mich nicht verletzlich zeigen oder Fehler machen, denn dann würde ich mich noch weiter abwerten, mehr noch als die anderen um mich herum.

So kontrollierte ich meine Umgebung und wurde zu einer Belastung; die mit mir das Leben teilten, empfanden mich als zu dominant. Niemand kam an mich heran, mein Schutzschild nährte ich mit weiterem Essen. Ich war so mit mir, meiner Abgrenzung und meinem Schutz beschäftigt, dass ich vieles in meiner Umgebung gar nicht mehr wahrnehmen konnte.

Es war für mich jetzt unvorstellbar, ja, ich hatte geradezu panische Angst davor, meine Hilflosigkeit zu zeigen. Verletzlich zu sein bedeutete für mich, am Boden zu liegen und alle würden sich auf mich stürzen und über mich lachen, froh sein, dass sich endlich dieses unbeherrschte und unförmige Wesen nicht mehr bewegen konnte. Das waren meine tiefen Ängste; dass jemand mir die Hand reichen würde, war mir unvorstellbar.

Nun stand ich also mit dem Rücken an der Wand und schnappte nach Luft. Ich musste etwas tun mit meinem unförmigen Körper. Was, wusste ich nicht, aber diese Masse musste weg, einfach nur weg. In mir schlummerte mein Selbst und wartete auf Erlösung. Ich wollte nur ganz normale Sachen machen. Ich wollte essen und satt sein. Ich wollte wieder gesund sein und eine Zukunft haben. Ich wollte Kleidung von der Stange kaufen und auf dem Weg zum Geschäft unbehelligt laufen können. Ich wollte mich wieder bewegen können, schwimmen, rennen, wollte mich ohne Hemmungen auf einer Party tanzend der Musik hingeben, auf dem Jahrmarkt lachend mit meinem Kind in unheimliche Fahrzeuge hüpfen.

Ich wollte heraus aus meinem Lügengebäude und mein Leben wieder leben. Ich wollte mich nicht mehr verstecken, sondern offen auf alle zugehen und ihnen sagen können, wie schön es ist, zu leben. Ich wollte wieder unter Freunden sein und mit ihnen ihr Leben teilen. Außerdem ließ mich eine ganz intime, innere Sehnsucht den nahenden Tod unwirsch ablehnen: Ich wollte wieder eine Frau sein können, ich wollte meine Sexualität finden und erleben. Ich kannte sie doch gar nicht! Ich wollte flirten und tanzen, wollte aber auch wieder nahbar, anzufassen und berührbar sein. Ich wollte geküsst werden, gestreichelt, mich meiner Lust hingeben, die es doch auch irgendwo in mir geben musste. Ich konnte mich nicht hingeben und fühlte mich sexuell nicht frei. Ich lehnte meinen Körper zutiefst ab, hasste ihn und fand ihn ekelhaft. Da gab es keinen Platz für Lust oder Sexualität. Sex war jetzt rein körperlich nicht mehr möglich.

In dieser Zeit hatte ich einen Albtraum, in dem versuchte mein Mann durch mein Fett zu schwimmen, um mit mir intim sein zu können. Ich spürte in mir eine tiefe Sehnsucht, diese Verletzungen heilen zu wollen. Ich wollte mich lustvoll erleben, mich ekstatisch einlassen können auf ein kraftvolles intimes Miteinander. Ich wollte wissen, wie das ist und wie es sich anfühlt, was ich nur vom Lesen, Hören und von Filmen her kannte. Nein, ich konnte einfach nicht sterben, ohne meine Weiblichkeit, meine Sexualität befreit zu haben. All das sollte ich nie erleben dürfen? Stattdessen einen jämmerlichen Tod wegen Überfressens?

In mir ballte sich die Wut der Verzweiflung zu einem dröhnenden Schrei: NEIN! Ende 2001 bekam ich eine Grippe, die mich fast das Leben kostete, und es bedurfte eines großen medizinischen Aufwands an Infusionen und Medikamenten, dass ich überlebte. Das war für mich eine Schlüsselsituation: Eine weitere Grippe würde ich nicht überleben. Innerlich flehte ich darum, eine Chance zu bekommen, nur eine Chance wollte ich. Ergreifen würde ich sie sofort, das wusste ich, denn sonst wäre ich bald tot und mein kleines Kind ohne Mutter.

Ich forschte nun über Adipositas und ging dazu auch ins Internet. Hier erfuhr ich erstmals etwas wirklich Erklärendes über diese Krankheit. Warum hatte mir niemand gesagt, dass es eine Krankheit war und ich eben nicht blöd, faul, unbeherrscht und grenzenlos war? Ich fand die Studien von *Bouchard, Perusse*, das Buch von *Hell & Miller,* danach soll der genetische Anteil zwischen 50 bis 80 Prozent liegen. Der erbliche Anteil an der Adipositasentstehung steigt mit steigendem BMI der Betroffenen.

Heute kennt man drei Gruppen von genetischen Ursachen der Adipositas:

1. Adipositas, die mit einer anderen Erbkrankheit vererbt wird.
2. Monogene Ursachen. Es gibt sechs Formen der monogenen Adipositas im Menschen und sie sind sehr selten, da sie autosomal rezessiv vererbt werden.
3. Polygene Formen. Die Entwicklung einer Adipositas ist nach heutigem Wissen in den meisten Fällen auf eine genetische Disposition zurückzuführen, wobei sie weniger von einem einzigen Gen ausgelöst wird, sondern vielmehr aus den Interaktionen verschiedener Genvariationen und Umweltfaktoren, die für die Entwicklung einer Adipositas ursächlich sind.

Sekundäre Begleiterkrankungen der Adipositas sind: Probleme mit Diabetes mellitus Typ II, Leber- und Nierenfunktionsstörungen, Erkrankungen des Herz-Kreislauf-Systems, erhöhte Cholesterinwerte, Schlafapnoe, hormonelle Schwierigkeiten, Überbelastung des Bewegungsapparates sowie psychische Erkrankungen.

Der Ablauf in mir war folgender: Die Meldung des Magens an das Hirn „Ich bin satt“ wird bei mir nicht gesendet, wenn ich gegessen habe, deswegen immer dieser Hunger. Bei einem Menschen ohne Adipositas ist der Magen nur zum Teil gefüllt, bis das Signal „satt“ gesendet wird. Bei Adipositas kommt es nicht zu diesem Signal, erst wenn der Magen überfüllt und schon gedehnt ist, kommt ein Völlegefühl auf. Es ist sozusagen ein Ersatz für das Sättigungssignal „Ich bin satt“.

Das hält nur kurz an, denn der Magen verdaut und entleert sich nach und nach in den Darm. Wir füllen den Magen dann schnell wieder, denn das Hungersignal tut richtig weh, so als hätte man seit Tagen nichts mehr gegessen. Damit dehnen wir ihn mit der Zeit bis zu einem Fassungsvermögen von mehreren Litern aus. Wir brauchen immer mehr Essen und Trinken, um für eine kurze Zeit satt zu sein. Dies ist dann ein Mehrfaches davon, was der Körper zum Leben braucht. Nicht genug damit, setzt ein weiterer Mechanismus dieser Krankheit ein. Bei einem nicht Betroffenen merkt der Darm, wie viele Nährstoffe er aus der Nahrung ziehen muss, um den Körper zu versorgen. Was nicht gebraucht wird, scheidet er mit dem Stuhl aus. Bei Adipositas macht er das nicht: Der Darm reagiert auf das Hungersignal des Magens und denkt, dass Hungerzeit ist. Er nimmt alles auf, was er bekommen kann, und legt es in Depots in Form von Fett an. Es steht ihm jede Menge an Nährstoffen zur Verfügung, natürlich viel zu viel, aber dies merkt er nicht, weil das Hungersignal nicht aufhört. Magen und Darm wissen nicht, dass sie einer Fehlschaltung folgen, sie denken, dass sie das Richtige zur Erhaltung des Organismus machen. Schlimm ist, dass sie es nie merken werden, selbst wenn sie den Organismus umbringen. Man kann die Gene nicht umprogrammieren und die Organe nicht komplett ausschalten, da der Körper sie zum Leben noch braucht.

Nun wusste ich zumindest schon einmal mehr über dieses Ticken in mir, das ich nie definieren konnte. Ein weiterer Aspekt kam hinzu: Wenn die Adipositas verschwände, würde ich mit ziemlicher Sicherheit auch die quälende Diabetes los sein. Und so fand ich durch weitere Recherchen heraus, dass es Operationsmöglichkeiten gab: Im Krankenhaus Sachsenhausen hatte sich Prof. Weiner darauf spezialisiert. Anfang des Jahres 2002 hatte ich meinen Vorstellungstermin bei ihm.

3. Die erste Operation

OBWOHL ES SEHR KALT WAR ANFANG 2002, lief mir der Schweiß das Gesicht herunter, als ich im ersten Stockwerk des Krankenhauses Sachsenhausen zu meinem Gesprächstermin ankam. Ich hatte zum Glück noch Zeit, um meinem ewigen Wasserlassen nachzukommen und wieder normal zu atmen. Den Namen des Professors kannte ich nur aus dem Internet und ich hatte große Angst, wieder ohne Ergebnis zu gehen. Ich hatte auch Angst vor einer erneuten Erniedrigung durch einen Arzt. Wenn er mich wiegen würde und ich mich vor ihm ausziehen müsste, dann würde ich sofort wieder gehen!

In der Ärzteschaft hatte sich die Einsicht, dass Adipositas zum größten Teil genetisch bedingt ist, noch nicht so weit herumgesprochen. Warum sollte es hier nun anders sein? Ich hatte kein Vertrauen mehr in Menschen, schon gar nicht in Ärzte. Ich war in der Zwickmühle: Ich fühlte mich alleine, aber ohne Hilfe kam ich nicht weiter und würde sterben.

Aus dem Forum im Internet wusste ich, dass Prof. Weiner Magenbänder operiert. Dabei wird mithilfe eines Plastikringes ein kleiner Vormagen gebildet, damit man nicht mehr so große Nahrungsmengen aufnehmen kann. Flüssiges geht nach wie vor durch und alles, was durchgeht, wird wie gewohnt vom Darm eingelagert, und zwar in Form von Fett. Es war mir klar, dass ich mittlerweile einen so starken Essdrang hatte, dass ich auch von Unmengen Cola leben könnte, und somit das Magenband austricksen würde. Es soll Adipositaskranke mit Magenband geben, die sich Nutella verflüssigen, um es zu trinken. Ich hatte aber auch gelesen, dass es andere Operationsmethoden gab, und darauf baute ich für mich. Nur hatte ich Angst, dass ich aufgrund der Diabetes und meines kranken Körpers zu spät gekommen war und nicht mehr operationsfähig wäre.

Die Tür ging auf und ein großer muskulöser Mann kam herein, der auch ein klein wenig zu viel auf den Rippen hatte. Kein Magerfetischist, der sich zur Ausrottung der fetten Menschen berufen fühlte; das war schon mal gut. Er war eher still, sprach leise und ich konnte ihn nur schwer verstehen. Wir schauten uns an und ich wusste, dass es eine Lösung für mich geben könnte. Ich kann nicht sagen, woher das Gefühl kam, aber ich fühlte mich mit ihm sofort verbunden. Er fragte, was ich wolle. Ich sagte: „Normal werden" und ob er mich operieren würde, er müsse aber wissen, dass ich auch von Cola leben könne, und somit kein Magenband in Frage käme. Damit schien bei ihm die Entscheidung für mich gefallen zu sein, denn ich war herausgegangen aus meinem Versteckspiel und ehrlich ihm und mir selbst gegenüber.

„Das Prinzip jeder anderen adipositaschirurgischen Operation ist nicht nur die Einschränkung der Nahrungsaufnahme im Magen, sondern eine Mangelverdauung des Darms", erklärte er. Clever, dachte ich mir. Er erläuterte mir den *Roux-en-Y-Bypass:* Dabei wird der Magen horizontal abgeteilt. Der abgeteilte Magen bleibt im Körper. Die Aufnahme der noch möglichen Nahrungsmenge ist eingeschränkt durch einen kleinen

„pouch", einen kleinen neuen Minimagen (Restriktion). Dann werden Dünndarmschlingen verlegt und einige Dünndarmteile ausgeschaltet, sodass die Fettverdauung eingeschränkt ist (Malabsorbtion). Die Gefahr von Mangelerscheinungen ist bei dieser Variante nicht so groß und die zusätzliche Einnahme von Proteinen, Vitaminen und Mineralien nicht immer notwendig oder nicht in großem Umfang. Allerdings kann es passieren, dass, – wenn zu viel Süßes gegessen wird, ein sogenanntes „Dumpingsyndrom" auftreten kann: Das können Schwächegefühle sein, Schweißausbrüche, Blässe, Druckgefühl im Oberbauch, Übelkeit, Erbrechen und evtl. Durchfall oder Kreislaufprobleme. Da der Magenpförtner im abgetrennten Teil verbleibt und nicht mehr zur Verfügung steht, kann die aufgenommene Glukosemenge, die durch das Essen von Süßem in den Darm kommt und auf die der Körper mit Insulin reagieren muss, nicht mehr dosiert werden. Dies ist sehr unangenehm und kann z.B. im Straßenverkehr ein Risiko sein. Man muss mit Süßem also aufpassen. Und bei übermäßigem Verzehr von Fett kann es zu übel riechendem Stuhl und Fettstuhl kommen. Da man das vermeiden will, tritt ein gewollter Erziehungsprozess ein. Als Langzeitfolgen dieser Operation können Eisenmangel, Vitamin B12 und Folsäuremangel auftreten. Es muss kontrolliert und evtl. zugeführt werden, stellt aber keine wirkliche Einschränkung der neuen Lebensqualität dar.

Bei dem *Roux-en-Y-Bypass* nimmt man nicht so viel ab und auch langsamer als bei der *BPD+DS*-Operation, der *biliopankreatischen Diversion mit duodenal switch*, bei der der Magenpförtner erhalten bleibt. Bei dieser Operationsmethode wird der Magensack vertikal abgetrennt und entfernt. Es entsteht ein kleiner Schlauchmagen: eine Verbindung von der Speiseröhre über den erhaltenen Speiseröhrenpförtner durch den neuen

Schlauchmagen und den erhaltenen Magenpförtner zum Darm. Beide Pförtner bleiben funktionsfähig, ein Dumpingsyndrom entsteht hier nicht. Bei dieser Methode werden größere Darmteile ausgeschaltet. Durch die zusätzliche Verlegung von Zugängen der Verdauungssäfte, wird die aufgenommene Nahrung erst verspätet mit diesen bibliopankreatischen Sekreten vermischt, der Körper verdaut weniger Fett und Kohlehydrate. Der gemeinsame Kanal für Nahrung und Verdauungssäfte, der *common channel,* beträgt üblicherweise nur noch 75 – 150 cm. Auch hier bleibt der abgetrennte Darm im Körper. Der arbeitende restliche Darm ist stark verkürzt, daher bleibt der Nahrungsbrei nicht lange im Körper. Bei dieser Methode können Mangelerscheinungen auftreten, Proteine, Vitamine und Mineralien müssen eventuell zugeführt und die Blutwerte regelmäßig kontrolliert werden. Der Patient hat eine lebenslange Substitutionspflicht. Es ist im Gegensatz zum *Roux-en-Y-Bypass* eine gefährlichere Operation. (Ich verweise ergänzend auf die Bücher von Prof. Weiner.)

Er stellte mir noch andere Möglichkeiten vor, aber der *BPD+DS* gäbe mir, bei meinen fast 170 Kilo, eine Chance annähernd normal zu werden. Er habe das Verfahren bei anderen Kollegen auf der Welt gelernt und geübt, aber er selbst habe es bisher erst vier Mal operiert und noch keine eigenen Erfahrungswerte. Ich müsse es mir daher gut überlegen und solle ihm dann die Entscheidung mitteilen und den Antrag bei der Krankenkasse stellen. Ich musste mich weder ausziehen noch wurde sonst etwas Unangenehmes mit mir veranstaltet – meine Psyche wurde kein weiteres Mal verletzt.

Nun ging ich mit vielen Informationen aus dem ersten Treffen und hatte sogar eine Wahl. Natürlich hatte die

BPD+DS-Operation für mich einen gewissen Touch von „Versuchskaninchen", aber die Technik und die Wirkung schien mir logisch und für mich geeignet. Zudem würde ich laproskopisch, also mit Schlüssellochtechnik operiert, sodass ich keine großen Schnittwunden hätte. Wegen der Diabetes und bei meiner dicken Fettschicht war die Gefahr, dass die Wunden nicht heilen und ich einen Platzbauch bei einer „offenen" Operation bekommen könnte, einfach zu hoch. Ich hatte Bilder von Platzbäuchen gesehen, es war schrecklich. Mit der Schlüssellochtechnik würde ich dies also umgehen können. Es konnte für mich nichts anderes geben, ich wollte nicht mehr Gefahren für mein Leben eingehen, als ich musste.

Ich spürte, dass ich Prof. Dr. Weiner vertrauen konnte. Er war mir gegenüber offen gewesen, hatte mir reinen Wein eingeschenkt und ich hatte nun die Wahl. Ich konnte und durfte mich entscheiden: Ich wollte den *BPD+DS* und ich wollte die Operation so schnell wie möglich.

Mein Mann war erst gegen die Operation. Er hatte mitbekommen, wie schlecht mein körperlicher Zustand war, und Angst mich zu verlieren. Zudem hatten wir gerade zwei Jahre zuvor eine Steuerkanzlei übernommen, ich eine psychotherapeutische Praxis an unserem neuen Wohnort eröffnet, und unsere gehbehinderte Tochter brauchte viel Aufmerksamkeit und Fürsorge. Es wäre unvorstellbar, wenn sie ihre Mutter durch solch eine Operation verlieren würde. Ich verstand seine Ängste. Wir waren in vielen Jahren zusammengewachsen und hatten alle Hindernisse gemeinsam bewältigt. Unsere Tochter war durch einen Ärztefehler als Säugling an einer Spastik erkrankt, die ihre Beine betraf. Mein Mann und ich haben sie sechs Jahre lang getragen, damit sie sich nicht an einen

Rollstuhl gewöhnte. Nach vielen komplizierten Operationen lernte sie mit sieben Jahren dann laufen. Es war nie eine Frage, dass wir immer beide an ihrer Seite waren. Mein Mann war auch nie von meiner Seite gewichen, selbst als ich immer unförmiger wurde und zunehmend krank.

Veränderungen gehörten zu unserem Leben, es war unser Fluss, der mal leise, mal laut, aber meist wild seinem Lauf folgte. Liebe bedeutete für uns, nicht an dem festzuhalten, was wir einst am anderen mochten, immer war die Freiheit des Einzelnen und das Füreinander unser Fundament. Liebe konnte nicht heißen, den anderen zu bestimmen, zu beeinflussen und zu kontrollieren. So überließ er mir die Entscheidung, wissend, dass ich sie mit Sorgfalt abwägen würde. Es erschien ihm, als würde ein Teil seiner eigenen Seele auf dem Prüfstand stehen. Er konnte weder für noch gegen die Operation sein, denn es ging um mein Leben, mein Weiterleben. Ich merkte, dass ich am Sterben war und mein Körper seinen Dienst versagte. Es gab keine Zeit zu verlieren, wenn ich leben wollte. Für meine Tochter hätte es eher früher als später den sicheren Verlust ihrer Mutter bedeutet, wenn ich mich nicht operieren ließe. Und so entschied ich mich, gegen den Rat aller Angehörigen und Freunde, für die Operation.

Ich hatte großes Glück, in Leo einen Hausarzt zu haben, der mich nicht mit Diäten und blöden Sprüchen quälte. Es war und ist ein freundschaftliches Verhältnis, das von gegenseitigem Vertrauen geprägt ist. Nach meiner Entscheidung ging ich zu ihm und erzählte davon. Er wusste, wie dringlich eine Entscheidung war, und unterstützte mich in allem. Er schrieb den Antrag für die Krankenkasse und nach zwei Wochen hatte ich die Zusage für die Kostenübernahme.

Am 27. April 2002 sollte der Operationstermin sein. Das war kurz nach meinem 36. Geburtstag. Ich regelte alles, was zu regeln war, falls etwas schiefgehen sollte. Dann ging ich noch mal in alle Restaurants, die ich mochte, und aß die Gerichte ganz bewusst, die ich gerne aß. Heute weiß ich, dass dieses bewusste Verabschieden für mich sehr wichtig war, denn nie wieder würde ich eine Hauptspeise auch nur ansatzweise aufessen können.

Am 25. April brachte mich mein Mann ins Krankenhaus und es begann die übliche Aufnahmeprozedur. Blutabnahme und Wiegen, Lungenfunktion, EKG, zur Magenspiegelung wurde ich sediert und bekam davon nichts mit. Das Schlimmste war das Abführen für mich. Doch noch schlimmer als alles war, dass ich gegen meine Angst nichts essen durfte! Dann wurde es noch mal kurz aufregend, weil es wegen des Operationsrisikos nicht sicher zu sein schien, dass ich die *BPD+ DS*-Operation bekäme. Aber nur zu dieser Operation war ich innerlich bereit. Die Entscheidung fiel zu meinen Gunsten aus.

Dann kam Dr. Stubbig, ärztlicher Direktor und Chefarzt der Anästhesie und Intensivmedizin. Zu diesem Zeitpunkt wusste ich noch nicht, dass dieser große, schlanke, zutiefst freundliche Arzt mir in den folgenden Jahren zu einem personifizierten Schutzengel werden würde. Natürlich hatte ich auch Angst vor der Narkose. Mir waren andere Operationen verwehrt worden, weil das Narkoserisiko für mich zu groß gewesen wäre. Sollte dies nun auf einmal kein Problem sein? Mir wurde sehr geduldig erklärt, dass es tatsächlich Unterschiede in der Narkose gibt. Die herkömmlichen Narkosemittel lagern sich im Fettgewebe ein. Nun haben wir davon eine ganze Menge und es besteht Vergiftungsgefahr. Aber sie nehmen andere Mittel, die sich nicht im Fettgewebe einlagern, auch der Beatmungsdruck und die Sauerstoffzufuhr sind anders. Ich hatte das Gefühl, in guten Händen zu sein.

Mein Mann weinte, als er sich von mir verabschiedete. Er wusste nicht, ob er mich lebend wiedersehen würde. Er hatte nun die Verantwortung für alles, vor allem für unser Kind. Ihr waren Krankenhäuser durch ihre eigenen Operationen vertraut, aber dadurch wusste sie auch, dass es nichts Schönes sein würde. Unsere Tochter weinte bitterlich auf der Heimfahrt. Sie fragte meinen Mann: „Wird Mami morgen sterben?" Es hat meinem Mann das Herz zerrissen. Die Angst, die er bis zu unserem Wiedersehen durchleiden musste, konnte von mir damals gar nicht ermessen werden, da ich in meinem eigenen Film war. Er war sehr allein damit, denn es gab das Adipositasnetzwerk noch nicht. Ich war mir nun gar nicht mehr so sicher, ob ich nicht vielleicht doch lieber nach Hause wollte. Nun wusste ich als Therapeutin, dass Angst einen verfolgt, wenn man vor ihr davonläuft. Sie löst sich nur auf und eine neue Erfahrung ist möglich, wenn man ihr begegnet. Ich wägte noch mal alles Für und Wider gegeneinander ab, aber es blieb dabei: Ich würde die Operation machen lassen. Ich ließ mir eine Schlaftablette geben und schlief tatsächlich ein.

Am nächsten Morgen ging alles sehr schnell. Ich wurde rasiert und meine dicken Beine wurden wegen der Thrombosegefahr nach einer letzten Dusche gewickelt; in die üblichen Strümpfe passte ich nämlich nicht rein. Ich bekam eine Beruhigungstablette und wurde in meinem Bett in den OP-Bereich geschoben. Dort musste ich mit Hilfe der Pfleger auf den OP-Tisch klettern und wurde zur Einleitung der Narkose in einen weiteren Raum geschoben. Mir wurden Elektrodenaufkleber zur Kreislaufüberwachung während der Narkose auf die Brust geklebt und verkabelt. Ich hatte große Angst.

Die Anästhesisten sind den Umgang mit dieser Angst gewöhnt, und so unterhielt sich Dr. Stubbig mit mir und erklärte alles; wie die Lunge, das Herz, der Blutdruck, alle wichtigen Funktionen überwacht würden. Er würde nach dem Einschlafen einen Plastikschlauch (Tubus) in meine Luftröhre schieben, bevor die Atmung aufgrund der Medikamente aussetzt. Ich würde beatmet werden und alle Körperfunktionen ständig überwacht. Aufwachen würde ich von alleine, man lenkt diesen Vorgang lediglich. Eine große Angst vieler ist, aus der Narkose nicht mehr aufzuwachen, dies sei unbegründet, denn das Schlafen würde durch Medikamente ausgelöst und diese bauten sich im Körper wieder ab. Man wache demnach immer auch von alleine aus der Narkose auf, wenn nicht zu deren Verlängerung das Medikament nachgespritzt würde. Während er das erklärte, spürte ich, wie eine kalte Flüssigkeit in meine Vene gespritzt wurde … und weg war ich.

Als ich wieder zu mir kam, lag ich in einem sehr weichen luftgepolsterten Bett auf der Intensivstation; dies war für mich derzeit der sicherste Platz und mir vor der Operation schon angekündigt worden. Ich hatte einige Drainagen im Bauch, an denen Flaschen für die Wundflüssigkeit hingen. Ich war voll verkabelt und irgendwie kam ich mir vor wie eine Außerirdische. Die elektronische Überwachung piepste vor sich hin, die Wellen meiner Atmung zeigten mir, dass ich atmete. Der Puls wurde auch angezeigt und mein Blutdruck sowie der Herzschlag. Also ich lebte, eindeutig. Dr. Stubbig stand neben mir, nahm sanft meine Hand und erklärte mir, dass ich am Handgelenk eine direkte venöse Blutdrucküberwachung hätte;

die wäre genauer, denn sie wollten mich auf gar keinen Fall verlieren. Ich bekam starke Schmerzmittel, Infusionen und den Knopf einer Schmerzpumpe in die Hand, um selbst nachladen zu können. Schmerzen brauchte ich nicht zu erleiden.

Ich lag in einem Zimmer mit drei Intensivbetten. Links von mir phantasierte eine Frau und rechts von mir lag eine Diakonisse des Krankenhauses. Bei ihr saß eine weitere Diakonisse am Bett. Ich schlief ständig wieder ein. Als ich die Augen wieder öffnete, stand Prof. Weiner vor mir und sagte, dass die Operation gut verlaufen sei und ich erst einmal auf der Intensiv bleiben würde. Ich schlief wieder ein, Schmerzen hatte ich nach wie vor keine. Inzwischen war mein Mann gekommen. Unsere Tochter musste draußen warten, den Anblick ihrer Mutter unter einem Berg von Schläuchen und sonstigem Überwachungszubehör wollten wir ihr ersparen. Bei späteren Operationen haben wir auch anders entschieden, aber diesmal, nein. Mein Mann stand schockiert und gelähmt von meinem Anblick an meinem Bett. Ich musste erbrechen und eine Diakonisse zeigte ihm, wie er mir die Schale halten solle. Ich erbrach mehrmals Blut und schlief wieder ein.

Als ich wieder zu mir kam, war es dunkel geworden, ich erbrach erneut. Rechts von mir war gerade die Diakonisse gestorben und es nahmen eine Menge Leute Abschied. Beim nächsten Aufwachen war auch die Frau zu meiner Linken weg. Da bekam ich große Angst. War ich nun die Nächste? Ich war die Dritte im Zimmer und zwei Menschen waren nicht mehr da. Plötzlich brach die Hölle los, mein Überwachungsmonitor gab einen langen Signalton von sich, die Krankenschwestern und Dr. Stubbig kamen an mein Bett gerannt. Der Monitor zeigte die Nulllinie. Ich wusste, was das hieß, Herzstillstand,

Tod. In einem Zwischenstadium zwischen Schlaf und Wachsein schaute ich mir diese lange ruhige Linie an, die keine Wellen mehr anzeigte, und überlegte, ob ich denn nun tot sei? Ich konnte nicht sagen, dass es mir in diesem Augenblick schlecht ging. Ich dachte noch, wenn der Tod so kommt, dann brauche ich keine Angst vor ihm zu haben.

Nie mehr in den folgenden Jahren, als ich tatsächlich in Todesgefahr war, hatte ich Angst. Es stellte sich jedoch heraus, dass ich nicht tot war, sondern sich nur ein Kleber von meiner Brust gelöst hatte. Der nächste Tag verging mit starken Schmerzmitteln und daher mit viel Schlaf. Ich weiß nicht mehr wirklich, was war oder nicht, ich hatte aber ein gutes Gefühl, auf der Intensivstation zu liegen. Ich fühlte mich damals wie auch in den nachfolgenden Zeiten dort sehr geborgen und beschützt. Hier passten Menschen auf mich auf, die um ihre Verantwortung wussten, und die Maschinen halfen ihnen bei ihrer Arbeit.

Ich kann die Angst verstehen, die Menschen vor Intensivstationen haben, denn man liegt nicht zum Vergnügen dort. Aber zu den Zeiten, wo dies nötig ist, gibt es wohl keinen besseren Ort. Ich habe die Zeit dort immer als sehr bewahrend und entlastend erlebt: Es gab Menschen, die mir ein Stück meiner Verantwortung für mein Leben für eine gewisse Zeit abnahmen. Sie taten immer alles, was sie konnten, um mich nicht leiden zu lassen, um mir zu helfen, und wenn es nur darum ging, meine Lippen feucht zu halten oder mir beim ersten Sitzen oder beim Gang auf die Toilette zu helfen. Sie waren ein wichtiges Bindeglied zum Leben, und ich danke ihnen von ganzem Herzen für ihre Fürsorge. Als ich auf die normale Station kam, fühlte ich mich sehr ängstlich. Ich traute meinem Körper seit Langem nicht mehr, nun war er mir fremd. Mir fehlten die Menschen von der Intensivstation, sie schienen viel besser mit meinem Körper umgehen zu können.

Die ersten Tage, bis der neue Schlauchmagen „dicht" ist, d.h. keine Öffnung mehr zum Bauchraum feststellbar ist, bekam ich Infusionen. Für Diabetiker ist dies eine harte Zeit. Aufstehen durfte ich sofort, denn langes Liegen im Bett lässt den Kreislauf absacken und die Heilung verzögern. Der Innenhof des Krankenhauses mit seinem Bachlauf und der schönen Bepflanzung lädt zum Aufstehen förmlich ein. Zeit und Schrittlängen hatten keine Bedeutung, es wurde ohnehin jeden Tag besser. Nach wie vor hatte ich die Schmerzpumpe, und in den Infusionen waren weitere Medikamente. Wenn die Schmerzen von Anfang an konsequent geblockt werden, kommt im Hirn keine Schmerzerinnerung auf. Ich war bei allen Operationen meist drei Tage später schmerzmittelfrei. Wahre Erleichterung kam aber auch auf, als die Schläuche und Zugänge gezogen wurden. Sie nervten langsam wirklich.

Jetzt machte ich aber gleich den ersten großen Fehler. Ich bekam den berühmten Krankenhauskoller und nutzte die Abwesenheit des Professors, um meine Entlassung zu erwirken. Ich wollte nur noch weg. Die Ärzte, die Schwestern, das Krankenhaus mit all seinen kranken Menschen in allen Ecken, seinen Toten und überhaupt, die Mücke an der Wand – alles ging mir auf die Nerven. Ich musste da raus, und zwar sofort. Ich konnte weder essen noch ausreichend trinken, brauchte Infusionen, aber da raus musste ich – dachte ich. Mein Mann holte mich mit gemischten Gefühlen ab, um mich nach Hause zu fahren. Während die Ärzte, die mich entließen, einen Anschiss kassierten, überlebte ich die Fahrt von 100 km kaum.

Ich hatte einfach keine Kraft, und außerhalb des Krankenhauses ohne pflegerische Unterstützung war ich noch hilfloser. Mein Zuhause wurde zur Hölle, denn ich konnte nirgends liegen vor Schmerzen, und so saß ich nur im Sessel. Ich konnte keine Suppe löffeln und trinken auch kaum. Plötzlich wurde mir klar, dass ich nicht in der Lage war, meinen Wasserbedarf auch nur annähernd zu decken. Wir riefen einen Arzt im Ort, der mir eine Infusion anlegte. Er drängte am nächsten Tag meinen Mann, mich unbedingt wieder ins Krankenhaus zu bringen, ich sei einfach zu früh gegangen. Auch wenn es schwerfiel, ich musste einsehen, dass ich in dem Zustand nicht zu Hause bleiben konnte.

Die Fahrt zurück ins Krankenhaus war eine Tortur. In der Ambulanz angekommen, traf ich Prof. Weiner, er schaute mich an, wie ich gebückt und den Bauch haltend vor ihm stand. Er wartete auf ein Wort von mir. Er blieb stehen und schaute mich einfach nur an. Ich sagte: „Ich bin ein Idiot. Tut mir leid.“ Er sagte: „Ja!“ Ich glaube, dass damit unsere vertrauensvolle Beziehung begann. Später erst erfuhr ich von ihm, dass er in tiefer Sorge um mich war – als Mensch und als mein Arzt.

Ich bekam wieder mein Zimmer und war froh, liegen zu können und mir das Bett so einzustellen, wie ich es brauchte. Ich blieb noch zwei Tage und konnte ab da zumindest trinken. Da ich zu den Ersten in Deutschland gehörte, die so operiert wurden, lagen kaum Erfahrungswerte vor. Die Ernährungstipps kamen aus dem Ausland, wo diese Operationen schon länger gemacht wurden, sie waren aber bei uns nicht unbedingt umsetzbar. So erhielt ich nur den Tipp, erst einmal Flüssiges und dann Weiches zu essen. Man muss einfach ausprobieren; was der eine verträgt, erbricht der andere oder bekommt

Blähungen davon. Natürlich gibt es inzwischen Empfehlungen, die auf Erfahrungswerten basieren und weitergegeben werden, aber jeder ist und reagiert ein wenig anders.

Heute ist es ganz selbstverständlich, nach vier Wochen flüssiger Nahrung wieder anzufangen normal zu essen. Wir waren die Testpersonen, auch für die Wirksamkeit von Medikamenten: welche halfen, welche nicht und vor allem in welcher Dosis sie verabreicht werden müssen. Wir wissen inzwischen, dass der Elektrolyteverlust durch Isogetränke ausgeglichen werden kann. Durch das wenige Essen oder Nichtsessen kann es zum Sinken der Blutwerte kommen, also zu einem zu großen Mangelzustand. Das muss immer wieder überprüft werden, um dann durch entsprechende Nahrung oder Nahrungsergänzungsmittel zugeführt zu werden. Nicht mehr Quantität, sondern Qualität war jetzt die Devise: Fülle ich den kleinen neuen Magen mit sinnlosen Kalorien wie vorher, komme ich in einen Mangelzustand und es geht mir nicht gut. Ich muss dem Körper nun das geben, was er wirklich braucht, z.B. Proteine. So verlieren Eis, Kuchen und Süßgetränke ihre Bedeutung. Ich stellte nach und nach meine Ernährung um. Selbst die Substitution von Vitaminen und Mineralien ist von uns Erst-Operierten ausgetestet worden und wir haben herausgefunden, inwieweit und in welcher Form unser kurzer Darm diese noch aufnehmen kann. Manchmal ist ein Eisenmangel schwierig auszugleichen und muss mit Tabletten oder Infusionen ergänzt werden. Ich muss mir z.B. die B-Vitamine spritzen. Vitamine über Obst und Gemüse zu sich zu nehmen, kann man erst einmal vernachlässigen, dazu ist die Essmenge zu gering, zudem stehen Proteine an erster Stelle der Ernährung. Vitamine, Mineralstoffe und Spurenelemente nimmt man dazu ein.

Als ich schließlich wieder nach Hause kam, ging es mir immer noch nicht gut. Ich empfehle jedem, sich möglichst vier Wochen Urlaub für die Umstellung zu nehmen. Der immer noch dicke Körper ist sehr belastet durch das Gewicht, die Operation und die anschließende Mangelernährung. Er braucht Zeit. Lässt man ihm diese Zeit, dann ist es bald wieder möglich, alle Nahrungsmittel, aber in kleiner Menge, zu sich zu nehmen.

Vor der Operation ging ich völlig unachtsam mit meinem Körper um, und auch danach hatte ich lange nicht die Sensibilität, um auf ihn zu hören. Ich erbrach fünf Monate lang alles Feste, was ich zu mir nahm. Ich konnte nur trinken. Aber nach und nach lernte ich, auf ihn zu hören. Mein Gewicht rutschte förmlich nach unten und es machte mir das erste Mal Spaß, täglich auf die Waage zu gehen. Für meinen Kreislauf war das aber nicht gut. Ich konnte wieder keine Treppe mehr steigen noch kam ich nach dem Schuheanziehen ohne Hilfe vom Hocker hoch. Zu meinem Schreibtisch musste ich geführt werden, da ich direkt nach der Operation weiterarbeitete. Ich fühlte mich ausgelaugt. Ich war einfach nicht gut mit mir umgegangen. Hatte zu früh zu viel von meinem Körper verlangt und ihm nicht das gegeben, was er brauchte: nämlich Ruhe, Wasser, Elektrolyte, Glukose – und nicht zu vergessen – das Atmen! Ich wünsche jedem die nötige Gelassenheit und Geduld mit sich selbst. Diese Fehler müssen nicht sein. Trotz aller Anfangsschwierigkeiten freute ich mich über die rasante Abnahme. Ich hatte immer per E-Mail Kontakt mit Prof. Weiner. Es war ein ganz neues Gefühl, nicht alleine zu sein. Er war meine zuverlässige Sicherheitsschnur, bis ich als BPDlerin wirklich flügge geworden war.

4. Erste Erfolge! Bin ich endlich normal?

ICH HATTE VOR DER OPERATION BESCHLOSSEN, dass ich offen damit umgehen wollte, also kein Geheimnis daraus machen würde, mich operieren zu lassen. Jeder muss natürlich für sich selbst klären, wie er damit umgeht. Man muss die äußeren Umstände und später auch die inneren bedenken. Besonders wenn Kinder da sind, ist Klarheit wichtig. Sie bekommen ab einem gewissen Alter Vorgespräche über bevorstehende Operationen mit und dass Mama dann im Krankenhaus ist. Kinder halten nichts geheim, besonders dann nicht, wenn sie merken, dass bei den Erwachsenen Angst mit im Spiel ist. Das Reden der Kinder bringt unweigerlich „gut gemeinte" Nachfragen, vor allem, wenn der Vater als Begleiter des Kindes auftritt und die Mutter über mehrere Wochen nicht.

Wenn die Operation dann vorbei ist und Sie schon auf der Erfolgswelle des Abnehmens reiten, dann ist es schwer, den Mund zu halten und nicht über die Ursache der Veränderung zu reden, besonders wenn Ihnen verzweifelte Dicke begegnen und Sie nicht sagen können, was Ihnen ihr Leben rettete. Und wie soll man sich merken, wem man was erzählte? Dann trifft vielleicht zufällig der „Eingeweihte" den „Nichteingeweihten" an Ihrem Tisch und fragt Sie ganz nett, wie es Ihnen geht? Ich habe das miterlebt, und wenn es schlecht läuft, verlieren Sie Freunde oder andere Ihnen wichtige Menschen, weil diese das

Gefühl haben, nicht vertrauenswürdig gewesen zu sein, und sich verletzt zurückziehen. Ich habe es ausprobiert und damit gespielt, wie beispielsweise mit unserer Nachbarschaft, denen hatte ich nichts von der Operation erzählt. Natürlich war ich im Viertel als die fette Frau von Herrn Feußner bekannt: „Armer Herr Feußner! Fette Frau und behindertes Kind!"

Als es dann deutlich sichtbar wurde, dass die fette Frau sich wandelte und schon dünner war als die eine oder andere der älteren Lästerdamen, da ging die Gerüchteküche zu meinem Vergnügen so richtig los. Ich hatte einen Heidenspaß und mein Mann hielt auch dicht. Es war schon eine kleine Rache meinerseits für manchen blöden Spruch, der mir natürlich niemals direkt gesagt worden war, aber immer so laut zu anderen, dass ich ihn hatte hören müssen. Bald kursierten die wildesten Gerüchte über alle möglichen Krankheiten, die ich angeblich hatte. Meinen Mann bemitleidete man und fragte ihn, wie er das denn alles schaffen würde, und dass es ihnen doch so leid täte; fast so, als ob ich tot wäre. Sie bemühten sich sehr, mehr herauszubekommen, aber mein Mann nahm die Wünsche dankend entgegen und wir hatten was zu lachen. Vielleicht ist dies ein schwarzer Fleck auf meiner Seele, aber ich habe es gebraucht und genossen. Heute, ein paar Jahre nach all dem, ebben die Gerüchte ab. Sie wundern sich vielleicht nur, dass ich noch lebe und mittlerweile ein großes Motorrad fahre.

Ein weiterer Grund gegen das Schweigen kann die berufliche Tätigkeit sein. Klienten für vier Wochen keinen Termin zu geben ist unangenehm, aber einzurichten. Da ich jedoch auch in unserer Steuerkanzlei Verantwortung trage, musste ich Terminarbeiten verlegen bzw. umorganisieren. Hier sagte ich den Mandanten, dass ich mich operieren lassen werde.

In etwa so: „Sie wissen, wie dick ich bin. Ich habe eine Krankheit, die Adipositas heißt und an der ich sterben könnte. Ich lasse mich operieren, denn so geht es für mich nicht mehr weiter." Nicht eine einzige negative Reaktion kam. Im Gegenteil, mir wurde Achtung und Respekt entgegengebracht. Ich habe sehr viel Schönes von unseren Mandanten erfahren, obwohl wir die Dienstleister sind. Ich spürte viel Wärme und war sehr froh, diese wertvollen Menschen um mich zu haben. Sie alle, meine Klienten und unsere Mandanten, waren Gründe, mich immer wieder aufzurappeln und nicht aufzugeben. Sie warteten nach jeder neuen Operation darauf, dass ich mich wieder an meinen Schreibtisch setzen würde und für sie da sein könnte. Ich fühle mich ihnen sehr verbunden und wollte sie nicht enttäuschen. Sie ermöglichten mir auch die Monate des Schreibens auf der Insel und ich bin auf ihre Meinung sehr gespannt.

Warum also sollte Ihr Chef, bei Selbstständigen Ihre Kunden, von diesem Schritt nichts wissen? Sie machen sich vielleicht schon lange Sorgen um Ihren Gesundheitszustand. Wenn Sie nun offen und authentisch kommunizieren, dass Sie etwas Effizientes für sich unternehmen wollen, dann wird es eher unterstützt als abgelehnt. Ich habe bislang viele Chefs von Patienten erlebt und ihre Reaktion war überwiegend entgegenkommend. Wägen Sie es ab.

Ich weiß, dass viele Nochdicke Ängste vor weiteren kränkenden Kommentaren haben. Ich weiß auch, wie sie lauten: „Erst frisst sie sich fett, und dann macht sie es sich auch noch leicht, indem sie sich operieren lässt." Diese Unterbelichtungen menschlicher Gehirne kommen vor, denn sie können die Konsequenzen und die Entscheidungsfindungsprozesse vor diesem

Schritt natürlich nicht nachvollziehen. Aber orientieren wir uns nicht an denen, die es nicht besser wissen. Solche Leute wird es immer geben und sie werden uns immer wieder begegnen. Sie sind für unser Leben einfach nicht wichtig, sie sind Schatten, die vergehen werden.

Die Schwierigkeiten, die ich mit dem Essen nach der Operation hatte, dauerten ungefähr ein Jahr, was heute unüblich ist, denn normalerweise reguliert sich das in den ersten Monaten. Aber auch dies wurde für mich Alltag und mein Mann und ich machten unsere Witze, wenn ich etwas noch Ungewohntes oder Neues aß. „Was kotzt du denn heute?“, war dann ein üblicher Satz. Bei mir war es so, dass ich das, was ich in den ersten Wochen nicht vertragen habe, oft Monate später gut vertragen konnte, es ist ein Ausprobieren. Jeder Körper hat seinen eigenen Rhythmus, meiner war langsam. Doch ich war unglaublich glücklich, dass meine Diabetes innerhalb der ersten Wochen für immer verschwunden war. Von diesem Joch war ich schon mal befreit.

Viele Dicke haben Angst, dass sie „danach“ nur eine sehr eingeschränkte Auswahl an Speisen essen könnten. Dies ist bei den Bypass-Operierten und Diversions-Operierten nicht so, es geht alles wieder, aber vielleicht entwickeln sich neue Vorlieben. Vor der Operation aß ich z.B. sehr gerne Steak, heute nicht mehr, denn es liegt mir zu lange Zeit und zu schwer im Bauch, und so bevorzuge ich andere Fleischsorten. Nach der Operation muss man erst wieder eine neue, gesunde Einstellung zum Essen lernen. Bei mir war es so, dass ich mich vor der Operation mit Essen getröstet und vollgestopft habe und mich gleichzeitig dafür hasste, dass ich so viel aß; das schlechte Gewissen aß bei jedem Bissen mit. Nach der Operation besteht die Chance dies zu ändern, denn nun steht eine kleine, aber feine Speiseliste an erster Stelle. So mancher Dicke wurde nach der Operation zum Gourmet. Da es nicht mehr um das Einverleiben von Mengen geht und langsam gegessen werden muss, um das Erbrechen zu vermeiden, wird nun viel bewusster gegessen und auch geschmeckt. Wir müssen nun für unseren inneren Frieden keine Mengen mehr einfahren, sondern können lernen wieder mit Freude und Genuss zu essen. Diese Entwicklung war auch für mich befreiend und spannend.

Heute ist Essen kein Akt des Selbsthasses mehr, heute ist es meine Fürsorge für mich selbst, eher ein Liebesakt mit meinem Körper. Es gab viele kleine neue Schritte zu unternehmen, die wieder zu den nächsten Schritten motivierten – heraus aus der Adipositas. Zu sterben ist viel einfacher, als sich auf die neuen Wege einzulassen, und die Angst gehört zu diesem Prozess dazu, denn es ist fast alles neu und anders.

Manchmal meldet sich der Suchtanteil der Krankheit schon wenige Tage nach der Operation zurück. Nun steht dem Körper aber nicht das gewohnte Essen als Ausweg zur Verfügung: Emotionen kommen hoch und knallen aufeinander und man kann sie nicht wie bisher mit Essen kompensieren. So ist mir anfangs immer wieder passiert, dass ich in Tränen ausbrach, weil ich die zehn Spaghettis auf meinem Teller nicht mehr essen konnte, weil ich schon nach fünfen satt war. „Ich will doch nur was essen“, weinte ich. Daran merkte ich, dass es noch viel zu lernen gab und noch ein großes Stück Arbeit vor mir lag. Denn erst jetzt begriff ich, dass es einen großen Unterschied gab, ob der Körper satt war oder die Seele. Essen war meine orale und leider ausschließliche Befriedigung gewesen, jetzt war ich ein Ess-Junkie auf kaltem Entzug.

Es schien sich einfach alles zu ändern, meine vertrauten Verhaltensmuster, lieb gewonnene Gewohnheiten und Interessen ... alles wurde auf den Kopf gestellt und musste neu definiert werden. Manchmal innerhalb eines Tages. Ich war am Suchen, und wollte was für mich finden. Es gab noch nicht genug Alternativen, zu wenig neue und andere Erfahrungen, um die alten Mechanismen ablösen zu können. Meine körperliche Entwicklung war schneller als die seelische. Doch niemals, auch bei den folgenden zehn Operationen, verlor ich den Blick für mein Leben und ich nehme noch heute jeden Tag wie ein Geschenk an.

Dabei gibt es natürlich Geschenke, mit denen ich nicht so viel anfangen kann, aber mein Blick ist grundsätzlich positiv geworden. Ich schaue heute auf die Möglichkeiten, nicht auf die Hindernisse. Es ist mir bewusst, dass ich ohne diese lebensrettende Operation tot wäre. „Ich kann das nicht", gibt es schon noch, aber eine andere Stimme sagt dann immer: „Ich kann das *so* nicht." Dies kann ich dann annehmen und suche nach einem anderen Weg, der geht. Bislang habe ich immer eine Umleitung gefunden und das Ziel erreicht.

Mein Mann war zwar mein Temperament und meine Aktivität seit Jahren gewöhnt, hatte dann aber unter meinem adipösen Aktivismus schon sehr zu leiden. Nach der Operation verlor er wegen der ständigen Veränderungen oft den Kontakt zu mir. Ich habe ununterbrochen neue Erfahrungen gemacht und war immer anders: Jede Woche schaute mich eine andere Frau im Spiegel an, sie sah jede Woche anders aus, nur der Name blieb der alte. Wenn ich begeistert davon war, im Sitzen meine Beine übereinanderschlagen zu können oder die Strümpfe im Stehen anziehen konnte, dann war es für ihn mitunter seltsam. Einfache Dinge, die Normalgewichtige ganz selbstverständlich tun, waren für mich ganz tolle Erlebnisse. Ich genoss es jetzt, auf der Straße oder in der Fußgängerzone zu laufen, weil ich feststellte, dass sich keiner mehr nach mir umdrehte und blöde Kommentare abgab. Ich genoss es, einfach in der Masse unterzugehen und z.B. auf einem Fest Zuckerwatte essend durch Menschenmengen zu laufen und keiner würdigte mich eines Blickes! Das war wie Weihnachten und Ostern zusammen.

Ich war jetzt nur noch unterwegs, zu irgendetwas oder irgendwohin, um Input zu bekommen; mir schien es manchmal, als winkte ich meinem mit dem Kopf schüttelnden Mann von unterwegs lächelnd zu. Er war so weise zu warten, bis ich wieder ruhiger wurde. Die Freiheit zur Veränderung hatten wir ohnehin von Anfang an in unserer Beziehung. Sie wurde von mir mitunter bis zum Anschlag ausgereizt. Ich wollte viel nachholen an Leben-Lieben-Lachen, kam auf die tollsten Ideen und schon lange hatte meine Familie aufgehört darüber den Kopf zu schütteln; das empfand ich als entlastend.

Ich zelebrierte meine neu gewonnene Normalität! Ich konnte stundenlang in die Stadt bummeln gehen, ohne Geld auszugeben. Es war einfach wunderbar, mich durch die Läden zu arbeiten, ohne blöde Sprüche, ohne dass jemand sich aufregte, weil er mir besonders viel Platz machen musste. Ich wurde nicht weggeschickt, weil es meine Größe nur in Spezialgeschäften zu kaufen gab!

Meinen Mann brachten diese Unternehmungen mitunter zur Verzweiflung, aber meine Freude verbot ihm jeden Kommentar. Diese Erfahrungen habe ich gebraucht und ich habe sie mir geholt, Stück für Stück. Ich hätte lieber alles Alte verabschiedet und mein komplettes Leben neu aufgelegt, was ich schließlich auch tat, als auch nur eine Handbreit meiner neuen Freiheit aufzugeben. Meine Tochter ertrug dies wohlwollend und später kamen nur noch lapidare Kommentare wie: „Mami spinnt mal wieder“ oder „Mami hat mal wieder eine schräge Idee.“ Ich bin ohnehin gerne etwas schräg und empfinde dies als persönliche Freiheit, aber nun machte es auch noch Spaß.

Das Abnehmen ging rasend schnell, viel schneller als es meine Seele verarbeiten konnte. Mein Körper veränderte sich, bekam Konturen und eines Morgens brüllte ich durch die Wohnung: „Liebster, ich habe ein Kinn!“ oder „Schatz, ich sehe meine Schlüsselbeine!“ Irgendwie war es schon komisch mit anzuschauen, wie ich nach und nach meinen Körper zu sehen bekam. Vielleicht war ich selbst mehr darüber erstaunt als mein Umfeld. Mich sah auf einmal im Spiegel ein Gesicht an, das man als solches bezeichnen konnte. Ich verfolgte meine Unterarme bei ihren Bewegungen; so hatte ich sie noch nie wahrgenommen. Ich schaute mir in Schaufenstern beim Gehen zu, beobachtete meine Mimik, achtete darauf, wie ich nun ins Auto einstieg oder ausstieg. Alles wurde anders, mein Körper und meine Körpersprache. Es war ein anderer Körper, der um meine alte Seele herum war.

Ich trage heute zehn Kleidergrößen kleiner und ich wechselte sie schneller, als ich sie habe kaufen und tragen können. Ganz neue Töne gab es da vor meinem Kleiderschrank: „Mist, schon wieder zu groß, dabei hab ich es noch gar nicht angehabt.“ Mein Körperbild veränderte sich ständig und ich fühlte mich wie ein Chamäleon. Es gab keinen festen Parameter und damit auch keine Orientierung. Aber ich war stolz auf mich und freute mich über diesen Erfolg. Ich freute mich, aus einem schrecklichen Film ausgestiegen zu sein. Ich hatte ihn einfach verlassen und orientierte mich in einem neuen, von dem ich nicht wirklich viel wusste.

Ich merkte nur, dass es unvorstellbar viele Möglichkeiten für mich in diesem neuen Leben gab. Manchmal war es schwierig, mich für oder gegen etwas zu entscheiden, mich zu definieren, aber es war noch nicht die Zeit dafür. Wie wurde mir von GM gesagt? „Erfahrung kommt von Erfahren. Geh und erfahre." Dies war jetzt ausführlich dran. Es darf und durfte schräg oder verrückt sein. Es war ein Nachholen, ein Ausprobieren, ein Erforschen. Das musste so sein, um mich zu finden, um die Iris zu finden, deren Leben ich vor langer Zeit verloren hatte. Daher auch dies gute Gefühl dabei. Ich kam mir selbst immer näher, ich wurde wieder zu einer Persönlichkeit, zu einem Original, zumindest legte ich in dieser Zeit neue Grundsteine dafür. Für die wirkliche Iris und nicht für ein Scheingebilde, das unter seinem Selbstbetrug zusammenzubrechen drohte. Ja, ein bisschen „normal" war ich inzwischen geworden, im äußeren Leben, das ich mehr und mehr aufnahm, aber ich selber definierte nun, was für mich „normal" war. Später erst konnte ich sehen, dass ich noch viel freier, nicht bewertender und offener werden durfte, als es „Normale" sich erlauben. Aber das kam später, nach weiterem Lernen und Rückschlägen.

Wenn Sie jetzt denken: „Toll, sie hat es nun geschafft!", dann muss ich Sie enttäuschen. Die Operation ermöglichte nur, dass etwas grundsätzlich Neues in meinem Leben passieren konnte. Ohne sie hätte ich keine Chance gehabt. Ich habe sie angenommen und mein Aussehen „normalisiert". Oft vergesse ich, dass ich mit meinen Umleitungen im Bauch nicht „normal" bin. Dieser Fakt ist für mein Fühlen unerheblich. Wenn ich mit mir und meinem Körper achtsam bin und ihm gebe, was er braucht, dann bin ich völlig gesund, gesund wie schon Jahrzehnte nicht mehr. Zudem habe ich nun eine normale Lebenserwartung. Also doch geschafft? Ich spürte sehr deutlich, dass ich nur am Ende des ersten Schritts angekommen war. Ich hatte die Negativspirale in eine Positivspirale verwandelt.

So lege ich nun eine Pause beim Schreiben ein. Es ist herrlich warm und die Sonne scheint ohne Unterlass. Ich binde mir ein Tuch um die Hüfte und gehe hinunter zum Strand. Einen Fuß vor den anderen setze ich in den Sand und sehe, wie das Wasser die Abdrücke immer wieder wegspült, kaum dass ich Spuren hinterlassen habe. Selbst sie müssen anders geworden sein. Ich komme zu den Mangroven und durchschreite sie vorsichtig. Es schauen viele, mitunter spitze Wurzeln aus dem Meeresboden heraus. Auch auf die von der Verwesung aufgeblasenen giftigen und stacheligen Fische, die es mit der Ebbe nicht mehr ins Meer geschafft haben, muss ich aufpassen. Und so schlängle ich mich durch den warmen, seichten Priel hindurch.

Es hat sich gelohnt hierherzukommen, kilometerweit zieht sich der feine weiße Strand, bis er am Horizont verschwindet. Der tiefgrüne Urwald schließt sich direkt an den Uferstreifen an... Sanft schwappt das warme klare Wasser unter meinen Füßen und der Sand formt Kunstwerke aus Rillen und Fugen, die das zurückgehende Wasser malt. So weit mein Auge reicht, ist niemand zu sehen, ich bin wirklich auf einer einsamen Insel und bin glücklich darüber.

Ich öffne meinen Lunghi, lass ihn einfach fallen und hüpfe nackt im seichten Wasser umher, tanze und singe vor mich hin, bis ich erschöpft bin. Ich lege mich nieder, Sonne und Wind trocknen mich und ich sinke in einen friedlichen Schlaf, bis das Wasser der aufkommenden Flut mich an den Füßen wachkitzelt.

5. Operationen und kein Ende

VOR DER ADIPOSITAS-OPERATION muss man sich klarmachen, dass es mit ziemlicher Sicherheit nicht die letzte sein wird: Je dicker Sie sind, umso wahrscheinlicher ist es, dass noch weitere Operationen durch das extreme Abnehmen auf Sie zukommen werden, und wenn es „nur" einige Hautkorrekturen sind. Ich möchte, dass Sie als Betroffene sich dies vor der ersten Operation wirklich klarmachen! Es wird Ihnen helfen, alles gut zu überstehen.

Durch das starke Abnehmen herrscht im Körper der Ausnahmezustand. Dies ist nichts Neues, da er vor dem Abnehmen durch das viele eingelagerte Fett auch im Ausnahmezustand war. Er muss also nach der Operation erst mal noch weiter viel leisten. Eine spürbare Entlastung wird erst nach und nach eintreten, meist erst nachdem Sie ca. 40 Kilo abgenommen haben. Es kann sein, dass in dieser Phase parallel neue Probleme auftreten, denen Sie sich zu stellen haben, z. B. können Gallensteine entstehen, und so steht wieder eine, wenn auch kleine, Operation an. Manchmal werden bei der Hauptoperation Gries oder Steine in der Gallenblase entdeckt und gleich mit entfernt.

Viele denken, dass ein dicker Mensch viel und stabile Muskulatur hat. Dachten Sie das auch? Von wegen! Wir haben eine sehr schwache bis verkümmerte Muskulatur, die sich erst nach dem Gewichtsverlust und entsprechenden Übungen wieder aufbaut, denn unser Fett hatte uns stabilisiert, sodass unser Körper gar keinen Grund hatte, Muskulatur aufzubauen. Deswegen bekommen viele in den ersten Monaten nach der Operation Rückenschmerzen. Durch das Abnehmen verändert sich die Gewichtsbelastung an den einzelnen Körperteilen und unser Skelett richtet sich neu aus. Man braucht sich nicht zu ängstigen, diese Zeit wird vorübergehen – ganz sicher. Auch der schwindenden Bauchdecke fehlt die stabilisierende Muskulatur. Das hat zur Folge, dass die jetzt überschüssige Bauchhaut so schwer ist und nach unten zieht und es zu einem Nabelbruch (Hernie) kommen kann. Wenn dabei der Darm eingeklemmt wird, kann dies lebensgefährlich sein.

Ich wachte eines Morgens sehr früh auf und hatte entsetzliche Bauchschmerzen, als hätte es mich kurz vorher zerrissen. Ja, ich hatte schon ein paar Tage am Bauchnabel ein Ziehen vernommen, aber mein Mann und meine Tochter hatten gerade Magen-Darm-Grippe, und so maß ich dem nicht die richtige Bedeutung bei. Aber was ich hier nun sah, war nicht gut, das spürte ich: Anstelle meines Bauchnabels war ein großer runder Ball zu sehen. Es war, als wäre über Nacht ein *Alien* in meinen Bauch geschlüpft, der nun rauswollte, und zwar durch die Bauchdecke. Ich hatte entsetzliche Schmerzen und mein Mann sagte zum wiederholten Mal zu mir: „Ich fahre dich nach Sachsenhausen!“ Ich hatte keine Lust schon wieder ins Krankenhaus zu müssen, aber die Schmerzen wurden so heftig, dass es nicht anders ging. Ich wollte noch bis zum Abend warten, vielleicht würde es besser werden… dabei verlor ich schon jetzt immer wieder das Bewusstsein. Mein Mann weigerte sich zu warten, packte mich ins Auto und fuhr los. Mit dieser

Entscheidung rettete er mir das Leben. Ich schrieb Prof. Weiner noch eine kurze Mail: „Komme notfallmäßig… Iris". Mein Mann fuhr wie ein Wilder nach Frankfurt, während ich abwechselnd erbrach oder bewusstlos wurde.

In der Ambulanz lag ich heulend, erbrechend und zitternd auf der Bahre. Irgendwann kam der Professor und fragte, was los sei. Ich stand auf und zeigte auf das Gebilde am Bauch. „Was zum Teufel ist das denn?", fragte ich. Er drehte sich um und sagte nur: „Warum bist du nicht früher gekommen? Wir operieren!" Ich bekam Panik und wusste nicht, was nun schlimmer ist, der Bauch, die Schmerzen, das Erbrechen oder die neue Operation? Es ist des Professors Art, nicht viel und nicht laut zu reden, aber nun wollte ich es doch ein wenig ausführlicher! Ich bekam nicht viel Zeit zum Nachdenken. Eine Infusion wurde angelegt, um die Schmerzen zumindest vorübergehend zu lindern. Es schien minütlich schlimmer zu werden. Man schob mich in ein Zimmer, die Schwestern und Ärzte der Station zogen mich aus und bereiteten mich auf eine Notoperation vor. Die Anästhesistin gab meinem Mann die OP-Einverständnis mit dem Kommentar zum Unterschreiben: „Ihre Frau ist dazu jetzt ohnehin nicht in der Lage." Es sollte für ihn nicht das letzte Mal sein…

So schnell war ich noch nie im OP! Ich schrie mittlerweile das ganze Krankenhaus zusammen. Die Anästhesistin streichelte mir das Gesicht und versuchte mich zu beruhigen, während sie die Narkose einleitete. Sie sagte: „Die Schmerzen werden gleich weg sein." Prof. Weiner erschien noch in Straßenkleidung in der Tür des Vor-OP-Raumes. Er hatte eigentlich an diesem Samstag frei, aber meine Mail gelesen und war sofort gekommen. Wie er so im Türrahmen stand, hörte ich kurz auf zu schreien und schaute zu ihm. Nie wieder in meinem Leben möchte ich diesen Blick von ihm sehen müssen. Er brauchte nichts zu sagen, ich kannte ihn inzwischen gut genug, um zu wissen, dass dieser Blick nichts Gutes bedeutete. Ich glaube, ich habe in diesem Augenblick all meine Sünden mindestens zwei Mal und bei allen Göttern bereut. Dann war ich auch schon gleich mit einem „Scheiße!!!" im Kopf in Narkose.

Mein Mann muss alle meine Schutzengel angerufen haben während der Operation. Direkt danach, als ich noch schlief, ging Prof. Weiner zu ihm und sagte: „Sonst ist sie so sorgfältig, warum kam sie ausgerechnet diesmal so spät? Es war fast zu spät, wir müssen die nächsten Stunden abwarten." Als ich wieder aufwachte, lag ich auf der mir vertrauten Intensivstation. Ich hatte wirklich Glück gehabt. Der Prof. sagte zu mir: „Du hättest noch höchstens sechs Stunden zu leben gehabt." Er hatte mir das Leben gerettet, ebenso wie mein Mann. Denn ein Teil vom Darm war eingeklemmt und schon schwarz geworden, also abgestorben, und vergiftete meinen Körper. Leider ausgerechnet das Kopplungsstück des BPD. Einiges an Darm musste entfernt und eine neue Darmverbindung gebaut werden.

Auf jeden Fall bin ich seitdem nie wieder zu spät ins Krankenhaus gekommen, wenn etwas war. Mein Aufruf im Internet nach dieser Operation brachte so einige auf den Operationstisch, die das Gleiche hatten. Wir haben nämlich in unserer dicken Zeit verlernt, auf unseren Körper zu hören, und vor allem gelernt, ihn zu ignorieren und zu hassen. Diese mangelnde Achtsamkeit hätte mich fast das Leben gekostet. So brauchte ich zwei Menschen, die mir das Leben retteten. Ich bin sehr froh, dass es diese Menschen immer gab, bis ich gelernt hatte,

Verantwortung für mein Leben zu übernehmen und alleine auf mich aufzupassen. Es scheint wirklich so zu sein, dass in der Hölle der Dickenwelt unsere Achtsamkeit und Selbstliebe irgendwo verloren geht. So belasten wir unnötig Menschen, die uns Gutes wollen, und merken dies mitunter nicht einmal.

Doch es ging noch weiter. Meine Nieren waren wegen des schnellen Abnehmens extrem gefordert und es bildeten sich Nierensteine. Die vorgeschriebene proteinreiche Ernährung fördert dies zusätzlich. Es war sehr schmerzhaft und bescherte mir einen weiteren Krankenhausaufenthalt und mehrere Wochen Behandlung. Über Nacht und diesmal ohne Vorwarnung erwachte ich mit unerträglichen Schmerzen. Wieder schrieb ich eine Kurzmail an Prof. Weiner: „Komme notfallmäßig… Iris“, und kam auch heulend, erbrechend und mit Schmerzen im Krankenhaus an.

Es wurde schon gelästert, wenn ich als Patientin käme, dann immer heulend, erbrechend und vor Schmerzen schreiend. Nur die Ursachen waren immer andere. Ich hatte Nierensteine, von deren Existenz ich bis dahin nichts wusste. Ich hatte nur das Gefühl, dass nichts mit dem Bauchraum und dem Magen war, aber das war nur so ein Gefühl. Die Ärzte suchten dennoch erst einmal im Bauchraum nach den Ursachen, aber da war alles okay. Ich schrie vor Schmerzen und die üblichen Schmerzmittel halfen kein bisschen. Endlich kam Prof. Weiner und fragte, wo und wie genau die Schmerzen verliefen. Da er auch Urologe ist, ordnete er gleich an, mein Nieren zu röntgen. Bingo! Das war ein Volltreffer! Die rechte Niere war deutlich zu sehen, aber von der linken keine Spur. Die Nierensteine hatten sie komplett verschlossen und somit gestaut, man nennt das eine „stille Niere“. Es bestand die akute Gefahr, dass ich diese

Niere verliere. Ich wurde sofort in ein anderes Krankenhaus verlegt, das darauf spezialisiert war.

Vorher aber kam noch Dr. Pomhoff vorbei. Pommi, wie wir Dickies ihn liebevoll nennen; er und der Professor sind wie Vater und Sohn für uns. Pommi hat einen sehr scharfen Geist, sein Wissen und Können als Chirurg ist beeindruckend. Er ist eigentlich immer gut gelaunt, macht jeden Spaß mit. Sein stets etwas zu enges weißes Shirt, unter dem sein durchtrainierter gebräunter Body zu sehen ist, schmeichelt unseren Frauenherzen und wir sehen gerne hin. Er ist einfach jemand, der mit einem durch Dick und Dünn geht und den wir alle gern haben. Jetzt kam er mit dem Herzmonitor, dessen Elektroden er mir auf die Brust klebte, und einer Spritze. Er deutete auf die Spritze und meinte, dass er dafür am Bahnhof viel Geld bekommen würde. Zu meinem Mann sagte er im Scherz, dass er ihn rufen solle, wenn mein Herz weniger als acht Mal die Minute schlage. Dabei spritzte er mir das Medikament in die Vene und sofort war ich weg. Ich schlief und hatte keine Schmerzen mehr.

Es ging wie ein Lauffeuer unter den Dickies um, dass ich da war, und sie warteten im Hof, bis Pommi kam und sagte, dass es mir jetzt gut ginge. Natürlich nicht, ohne herzlich zu lachen. Ja, auch Humor tut gut. Ich wurde also in ein anderes Krankenhaus verlegt und mir wurde eine *JJ-Schiene* von der Blase zur Niere gelegt, damit sie wieder arbeiten und die gestaute Flüssigkeit abfließen konnte. Dann wurden mit Zitronensäure und Schallwellen die Steine zertrümmert. Ich hätte das alles verhindern können, wenn ich genug Wasser getrunken hätte und pro Tag zwei Glas Zitrussaft. Nachher ist man meistens klüger! Zitronensaft in meinen Tee zu tun, ist heute für mich selbstverständlich. Durch das schnelle Abnehmen waren an meinen Beinen viele und riesige Krampfadern zu sehen. Das war nicht nur ein kosmetisches Problem, ich hatte ständig Wassereinlagerungen und ein Spannungsgefühl in den Beinen. Ich ließ sie mir entfernen. Diese Operation, mit den vielen winzigen Schnitten und dem wochenlangen Tragen von Stützstrümpfen empfand ich nicht als belastend, da ich sofort danach aufstehen und mein normales Leben weiterführen konnte.

Innerhalb von fünf Jahren wurde ich elf Mal operiert, sieben Mal in Sachsenhausen. Andere Krankenhausaufenthalte waren zudem nötig, sie standen nicht im Zusammenhang mit der Adipositasoperation, aber mit den Schäden, die die Adipositas an anderen Organen verursacht hatte. Ich bin dankbar, dass Prof. Weiner nie die Geduld verlor bei all dem, was an Altlasten noch auftrat. Als ich noch extrem dick war, wurden mir wegen meines Gewichts Operationen verweigert, z.B. das Entfernen von Zysten am Eierstock oder die Entfernung von Knoten an meiner Schilddrüse. Sie waren mittlerweile derart verändert, dass sie entfernt werden mussten. Prof. Weiner hatte die Geduld und Zuversicht, nach und nach alles in Ordnung zu bringen. Wenn ich drohte mutlos zu werden, sagte er immer: „Ich mache weiter, bis alles gut ist, und eines Tages wird es so sein."

Ich habe vor einem Jahr eine Operationspause eingelegt. Noch nicht alle Hautkorrekturen sind gemacht. Es war für mich wichtig, mir diese Pause zu geben, meinen Körper sich vollends erholen zu lassen. Ich hatte bei den letzten Operationen immer ein wenig länger gebraucht, um wieder auf die Beine zu kommen.

Dieses Körpersignal reichte, um nun fürsorglicher mit mir umzugehen. Zudem wollte ich erst meinen Eiweißmangel gut handhaben können, um nicht zu große Gewichtsschwankungen durch Eiweißmangelödeme zu bekommen. So war diese Pause für mich sehr wichtig.

Immer wieder führte es zu Unglauben, vor allem bei psychotherapeutischen Kollegen, warum trotz solch massiver Eingriffe an meinem Körper keine psychischen Traumatisierungen entstanden. Es gibt darauf eine ganz einfache Erklärung: Alle Operationen habe ich als Hilfe erfahren. Natürlich gab es auch Trauerarbeit zu leisten, aber sie stand in keinem Verhältnis zu der neu gewonnenen Freiheit. Die Operationen waren anstrengend und schmerzhaft, aber nicht traumatisierend. Es ist wie mit positivem und negativem Stress, nur der negative macht krank. Bei mir wurden mit den Operationen Fehler behoben, die schon lange krankmachend in mir waren oder in mir schlummerten. Indem sie entfernt oder korrigiert wurden, waren sie für mich heilend.

Eines Tages, als ich frustriert und an mir zweifelnd im Krankenhaus Sachsenhausen war, sagte der Professor zu mir: „Iris, ich operiere dich nicht mehr! Es ist jetzt gut." Ich war erst einmal schockiert über diese Konsequenz und sie machte mir Angst. War medizinisch und chirurgisch tatsächlich alles getan, was getan werden konnte? Es war so. Heute bin ich dankbar, dass er mir dieses Zeichen gegeben hat und dass er die Größe hatte, bei aller Freundschaft zwischen uns, das Skalpell aus der Hand zu legen.

Ich war nun gefordert mich mit mir zu arrangieren. Nicht alles ist zu beheben, was mich stört. Ich habe nicht den leisesten Zweifel, dass er bei einem Notfall ohne zu zögern wieder zum Skalpell greifen würde, das hatte er mir bewiesen und mir dadurch mehrmals das Leben gerettet. Mein Vertrauen zu Ärzten war vor der ersten Operation völlig zerstört. Er hat mir gezeigt, dass es wieder wachsen kann, und er wurde zu einem Menschen, der meinem Herzen sehr nah ist. Wir trafen uns im Krankenhaus oder mit anderen Dickies immer wieder, feierten tolle Feste zusammen, und wenn er wieder mal davon hörte, dass „die Iris wieder am Spinnen ist", dann zauberte es ihm ein Lächeln ins Gesicht. Er freute sich aufrichtig an mir und meiner Lebensfreude, dass ich das Leben genoss und gesund war und meine Pläne in die Tat umsetzte. Ich glaube, mein Beispiel und die von anderen haben ihm oftmals Mut und Bestätigung gegeben, dass er das Richtige für uns tut. Ich verbeuge mich vor diesem Menschen … mit einem Augenzwinkern.

6. Haut, Haut, Haut ... Hilfe, überall Haut!

Ich habe gestern das Schreiben unterbrochen, mein Kopf war leer von all den Begegnungen mit meiner Geschichte. Meine Gastgeber, die wenigen Gäste und die Einheimischen, wir alle machen einen Ausflug mit dem Boot zu einer anderen Insel hier im Amazonasbecken. Wir sind höchstens 20 Menschen auf dieser Insel, davon zehn Kinder. Schon die Anfahrt mit dem abenteuerlichen Boot lohnt die Reise. Kaum vorstellbar, welche Gefährte hier schwimmen, aber alles funktioniert irgendwie und irgendwann. Das passt zu dieser Gegend, wo die Menschen, nach europäischem Maßstab, eigentlich nichts besitzen. Wenn man aber genauer hinschaut, so haben sie nur vieles nicht, was uns krank macht: Telefon, Handy, Internet, Fax, Radio und Fernseher. Sie haben dafür viel von dem, was uns fehlt: Zeit und Gelassenheit, denn sie brauchen keine Uhr. Der Tag und die Nacht dauern jeweils cirka zwölf Stunden, Ebbe und Flut, Trocken- oder Regenzeit bestimmen den Tagesablauf. Wenn ich Hunger habe, fängt man mir einen Fisch, habe ich Durst, pflücke ich mir eine Kokosnuss und öffne sie mit der Machete. Leben kann so einfach und erfüllend sein.

Wir kommen nach einer idyllischen Fahrt durch die Amazonasarme zu der Insel. Vorbei an scheinbar unendlichen

Mangrovenwäldern und begleitet von fliegenden Fischen und zahlreichen bunten Vögeln. Dann vor uns eine Insel mit einem riesigen Strand, der mir endlos erscheint. Sanft ansteigende Dünen sind bewachsen von blühenden Gräsern und sonderbaren Gewächsen, die sich über den Strand schieben. Wir lassen uns in einer hier typischen Hütte nieder: einem Pfahlbau mit Palmzweigen als Dach und Holzbrettern auf dem Boden. Die Hütten stehen auf jeder Insel, um den Fischern ein Dach über dem Kopf zu geben, wenn sie denn eines brauchen. Wände braucht man hier nicht, aber Haken für die Hängematten. Sie ist zu allen Seiten offen, damit der Wind Abkühlung bringen kann. An einer Seite der Hütte ist ein Brett quer angebracht und ein kleines Becken eingelassen, als Feuerstelle, um den täglichen Fisch zu braten – den gibt es hier in allen Variationen. Sommer, Sonne, Strand – es ist wie in einem Kitschroman. Wir hängen die Hängematten auf, baden in dem eigentlich viel zu warmen glasklaren Meer und ein paar Einheimische beginnen Fisch zu braten. Ich weiß nicht, ob ich jemals etwas Köstlicheres gegessen habe. Dazu haben wir Tee und den hier typischen groben Maniokgries.

Siesta ist nun und eigentlich bewegt sich niemand mehr in den Mittagsstunden. Einige von uns liegen in den Hängematten und denken darüber nach, wie schön das einfache Leben ist. Andere gehen baden und holen sich schnell einen Sonnenbrand. Ich raffe mich auf und mache mit einem der anderen Gäste einen stundenlangen Strandspaziergang, nur die Angst vor der einsetzenden Flut lässt uns umdrehen. Immerhin sind wir so umsichtig und haben die Lunghis über die Schultern gelegt und einen Strohhut auf dem Kopf. Wir haben aus unseren ersten Sonnenbränden gelernt. Andere verkriechen sich zu einem romantischen Schäferstündchen hinter eine Düne. Hier seine Lust zu leben und zu erfahren ist ausdrücklich erwünscht. So verbringen wir einen wirklich schönen Tag miteinander und die Heimreise geschieht in bester Stimmung. Der einheimische Skipper verfährt sich in diesen unzähligen und immer gleich aussehenden Armen des Amazonas, die sich zwischen dem Urwald hindurchschieben. Es sieht alles gleich aus, und dass hier in diesem undurchdringlichen Grün tatsächlich Menschen leben, bekomme ich erst zu sehen, als nach einem Wendemanöver an der nächsten Gabelung ein Feuer brennt. Dort hat ein Mann ein Signalfeuer angemacht, um uns zu signalisieren, dass wir in die Irre fahren. Er zeigt uns den Weg.

Wieder auf „unserer Insel" angekommen, stellte sich heraus, dass der neue Vertretungskoch abgehauen war und mit ihm mein gesamtes Equipment: Laptop, externe Tastatur, Maus, Memorysticks, mein Handy. Am schlimmsten aber: die abendlichen Datensicherungen dieses Buches. Ich war völlig fertig. Sollte dies das Ende des Buches sein? Ich wollte nicht alles noch einmal schreiben müssen. Ein Jahr der Vorbereitung weg? Zu Hause würde ich keine Zeit dafür haben, das wusste ich, und mit der Hand könnte ich das alles nicht nachschreiben. Ich verfiel für einige Stunden in eine Starre. Ich schloss mich ein, um zu trauern. Am nächsten Morgen kamen alle auf die Terrasse vor mein Zimmer, um mich zu trösten, und mir war es möglich, diesen Trost anzunehmen. Es waren Menschen da, die mir nah waren und mich in den Arm nahmen, drückten und versuchten mich abzulenken. Andro zauberte einen alten klapprigen Laptop hervor, auf dem ich zumindest schreiben konnte. Der Komfort war dahin, aber es ging. Außerdem hatte er einige Kapitel von mir zum Lesen auf CD bekommen, sodass diese Dateien noch da waren und ich nicht alles noch einmal schreiben musste. Lediglich zwei Kapitel waren verloren. Ich ging gleich wieder ans Werk und schrieb die zwei Kapitel noch einmal und besser als vorher.

Ich gebe ja nicht auf, ich gebe niemals auf. Immer gibt es Steine auf meinem Weg, aber ich gebe niemals auf, auch wenn es anders wird als geplant.

NICHT AUFGEBEN!!! Schreiben Sie sich das vor jeder Operation hinter die Ohren ... aber nur mit einem Eddingstift! Ich denke dabei an die Tränen von H., als wir am Strand von Amrum standen und er fürchterlich zu weinen begann – mitten im sommerlichen Badetreiben. Über uns ein klarer blauer Sommerhimmel, vor uns kilometerweit Sandstrand und hinter uns die Dünen. Keiner von uns beiden kam auf die Idee sich auszuziehen, denn H. war derjenige, der vor mir operiert wurde und 100 Kilo abgenommen hatte. Er wurde mir in der Dickie-Welt zum besten Freund, den ich dort je fand. Wir teilten jede Freude und vor allem alle Trauer miteinander. Ich hätte die ersten Jahre keinen besseren Freund an meiner Seite haben können und bin sehr dankbar dafür.

So waren wir zu einem Kurztrip im Norden und ließen uns den Wind um die Ohren wehen. Wir wollten Abstand gewinnen von der ganzen, auch anstrengenden, im Aufbau stehenden Adipositas-Selbsthilfeorganisation und unseren eigenen Sorgen.

Wir brauchten eine Pause. Nun stand er hier weinend am Strand, seine Tränen kamen von tief innen und rührten mich, sodass ich mitheulte. Dann sagte er: „Ich würde mich so gerne bei dieser Hitze in die Fluten werfen, aber es geht nicht! Es ist nichts wirklich anders geworden. Früher konnte ich mich nicht ausziehen, weil ich so fett war und die Leute gafften oder blöde Sprüche hinter mir herriefen wie: ‚Wenn der ins Wasser geht, gibt es Hochwasser.' Heute kann ich mich nicht ausziehen und ins Wasser gehen, weil ich aussehe wie einer, der aus dem Kriegsgefangenenlager entlaufen ist."

Tatsächlich erinnerte sein nackter Körper stark an die Bilder, die ich vom 2. Weltkrieg kannte, von abgemagerten und eingefallenen Körpern. H. hatte zu viel abgenommen und man sah nur noch Haut und Knochen. Weil so gar kein Fett mehr da war, hing seine Haut wie ein viel zu großes Kleidungsstück an ihm herunter. Wir zogen uns schon mal nachts in der Küche aus, wenn alle schliefen, um einander den Weg der Schwerkraft unserer Haut zu zeigen. Ich wurde nicht so schlank, und hatte hier und da noch ein Pölsterchen, sodass es nicht ganz so schlimm aussah. Aber auch mir hing die Bauchhaut bis zu den Knien und die Brüste wie leere Schläuche fast bis zur Scham. Die Oberarme wurden zu Flügeln und die Oberschenkel zu Raffgardinen.

Dass dies so kommen würde, hatte uns niemand gesagt. Die Haut hat an den Stellen, wo sie gerissen ist, keine Spannung mehr und hängt herunter wie ein ausgeleiertes Gummi. Kein Sport oder sonstige Mittel helfen hier. Wo sie nicht gerissen ist, bildet sie sich zurück: im Gesicht, an den Unterarmen, Füßen und den Unterschenkeln auch. Doch es bleiben noch sehr viele Hautstellen übrig, Meter zu viel an Haut und nicht Zentimeter.

Sich an dieses Bild unter der Kleidung zu gewöhnen, geht eigentlich gar nicht. Die Kleidung ist unsere Eintrittskarte in die normale Welt dort draußen … aber ausgezogen gibt es Schockerlebnisse bei allen, die mich ansehen: Ärzte ringen nach Luft, andere sehen es nicht, weil sie es ignorieren, wieder andere verlassen den Raum, bis sie sich im Griff haben. Ein gigantisches Scheißgefühl, es kommt mir so bekannt vor und ich leide darunter. Glücklicherweise konnte mein Mann diesen Anblick ertragen, aber ich nicht. Ich trug damals acht Kleidergrößen kleiner als zu meiner dicksten Zeit und konnte mich dennoch nicht zeigen! Ich empfand das als einengend und ausschließend und verstand H.s Tränen – mir kamen sie auch immer öfter.

Aber ich gebe ja nicht auf, niemals, nicht gestern und auch heute nicht. Und so fand ich einen Facharzt für plastische und ästhetische Chirurgie in Frankfurt, Privatdozent Dr. med. Exner vom Markuskrankenhaus. Ich hatte von ihm noch nichts Schlechtes gehört, und das soll was heißen in der Branche. Ich hatte einige Körper nach der Wiederherstellungschirurgie gesehen. Das waren keine gekonnten Hautkorrekturen, eher weitere Verstümmelungen – oft schlimmer als vorher. Das wollte ich zu hundert Prozent vermeiden.

Als ich bei ihm in der Sprechstunde war und andere junge Ärzte mit im Zimmer, bat ich sie erst einmal alle, bis auf eine Frau, das Zimmer zu verlassen. Natürlich sollen die Jungen lernen, aber bitte nicht bei mir, wo ich so beschämt war. Ich war verschwitzt wie früher, und beim Anblick dieses wohlgebauten und sehr gepflegten Mannes wurde mir noch mulmiger – extremer konnte der Unterschied zwischen uns nicht sein. Er drehte, zog, hob die Haut an allen Körperteilen an. Ich spürte bei ihm keine Abneigung, keinen Ekel. Es war für ihn wie Zähneputzen am Morgen, das weiß ich inzwischen, auch dass er die Scham des Patienten sieht, aber selbst nicht beschämt ist. Er sagte mir, dass es ein großes Werk in mehreren Schritten sein würde, um mir eine Körperform zu geben, die menschlich ist. Er nannte mich immer Elfe, selbst zu den Zeiten, als ich dies noch nicht sah.

Ich hatte gerade einen wundervollen Menschen in mein Leben gelassen, der mich die nächsten Jahre begleiten würde und meinem Herzen sehr nah kam. Er machte mir eine Bodyplastik, d.h. er schnitt in einer viele Stunden dauernden Operation rund um die Hüfte über sechs Kilo Haut weg. Mein Bauch hing vor der Operation bis zu den Knien, mein Po war auch nicht mehr da, wo er hätte sein sollen. Ich wachte mit einem flachen Bauch auf, mein Bauchnabel war in der richtigen Position und als solcher zu erkennen; vorher war da eine tiefe Höhle im Meer der Haut. Es war ein ergreifender Augenblick, als mein Blick ohne Hindernis von der Brust geradewegs bis zu den Beinen gehen konnte. Erstmals sah ich auch meinen Schamhügel wieder. Ich war richtig stolz.

Nun sah ich ein wenig menschlicher und vor allem fraulicher aus. Ich streichelte sanft darüber und freute mich, wie wunderbar glatt mein Bauch war, und sah unentwegt nach, wie meine Scham eigentlich aussah. Auch mein Hintern war an der richtigen Stelle und muss gut geworden sein, denn er erfreut sich seitdem reger Beliebtheit. Ich war von tiefer Dankbarkeit erfüllt, dass es einen Chirurgen gab, der sich an die große Aufgabe gewagt hatte, mir einen neuen Körper zu geben. Einen Körper, den ich selbst als solchen annehmen kann, auch nackt. Nach der Operation bekam ich entzündliche Reaktionen auf die Drainagen und es war eine Qual, bis sie alle draußen waren.

In diesen Tagen wuchs bei mir wieder der Wille, dass ich rauswollte aus dem Krankenhaus; wieder einmal Fluchtgedanken, wieder einmal hatte ich leicht erhöhte Temperatur, aber viele auf Station hatten eine Erkältung. Ich fand, ich konnte das verantworten, und war froh, als ich entlassen war.

Am nächsten Tag zu Hause ging es mir zunehmend schlechter. Eine Nacht mit Fieber weit über 40 Grad überlebte ich kaum. Mein Instinkt sagte mir, dass dies keine Erkältung sein konnte, es musste was mit der Lunge sein. Mein Mann brachte mich als Notfall zu einem Lungenfacharzt. Ich war innerhalb von Stunden in einem absolut erbärmlichen Zustand, konnte vor Fieber und Schmerzen kaum noch stehen, jeder Atemzug tat weh. Ich erzählte ihm von meiner Operation und meinem Verdacht auf Lungenentzündung. Er fand aber beim Abhören keine Hinweise. Erst auf dem Röntgenbild konnte man sehen, dass ich eine Lungenentzündung vom Feinsten hatte, und die Untersuchung der Sauerstoffsättigung fiel auch sehr schlecht aus: „Pneumonie auf allen vier Lungenflügeln, Sauerstoffsättigung 84. Sie müssen auf schnellstem Wege ins Krankenhaus", sagte der Arzt.

Die Lunge war komplett entzündet. Das sah nicht gut aus. Natürlich wusste ich, dass dies nach jeder Operation eine Gefahr ist. Ich war anfällig für Bakterien und Viren, hatte viel Blut verloren bei der Operation und eine großflächige, noch zu heilende Wunde; zudem war mein Körper geschwächt von den vorherigen Operationen. Ich ging auf die Straße und rief mit meinem Handy Prof. Weiner an. Er freute sich von mir zu hören und fragte, wie die Bodyplastik sei. Ich sagte nur: „Rudolf, ich stehe hier und habe Lungenentzündung auf allen vier Lungenflügeln und brauche umgehend ein Krankenhaus."

Er: „Wie schnell kannst du hier sein?“ Ich: „Mein Mann fährt. Eine Stunde.“ Wieder einmal ging es mit Höchstgeschwindigkeit nach Sachsenhausen, ich hatte starke Atemnot und bekam einfach nicht genug Luft. In Sachsenhausen wurde währenddessen ein Zweibettzimmer umgestaltet, um mich aufzunehmen. Sie wollten die Intensivstation umgehen.

Niemand durfte mich jetzt besuchen kommen, nicht einmal die anderen „Dickies“, die sofort zur Stelle waren. Mir wurde von ihnen berichtet und ich fand Halt darin, nicht alleine zu sein. Ich wurde völlig abgeschottet. Später aber durfte Ute zu mir und besuchte mich jeden Tag, wie es nur eine echte Freundin tun konnte. Ich hatte sie durch ihre Operation begleitet und ihr beigestanden bei den Komplikationen, die sie hatte. Sie wurde mir nach ihrer Operation zu einer Herzensfreundin. Keine Frau war mir jemals nähergekommen als Ute. Sie engagierte sich zudem als Aktive unter den Dickies. Sie ist für mich die „Grand Dame“ des Adipositasnetzwerkes, und ihr weiser, spiritueller Geist ist immer für andere offen. Sie sagt, dass sie etwas von dem, was sie durch mich und andere erfahren hat, weitergeben will.

„Mit so wenig Sauerstoff im Blut kann kein Mensch leben, Frau Feußner“ … und schon kam die Sauerstoffmaske. Wenn keine Vene zu finden war, dann war er es, der mir einen zentralen venösen Zugang machte. Wenn ich wieder einmal bockig war und dem Professor etwas nicht glaubte, dann bekam ich zu hören: „Geh zu ihm und frage ihn“ – das tat ich dann auch. Oder er schickte mich schneller als schnell in die Narkose, wenn er merkte, dass ich Angst hatte. Ich spreche von meinem Leib gewordenen persönlichen Schutzengel, Dr. med. Stubbig. Endlich sah ich mal einen physisch fassbaren Schutzengel, denn mein Mann und andere sagten immer wieder, dass ich mehr als einen haben müsse, mindestens eine Garnison. Einer wäre mit mir völlig überfordert. Er ist der Chefarzt der Anästhesie und Intensivmedizin. Diesmal hielt er für mich mehrere Tage lang ein Beatmungsbett auf der Intensivstation bereit, falls ich es nicht mehr selbst schaffte, zu atmen. Ich kam tatsächlich an den Punkt, an dem das Fieber so hochstieg und die Infektion überhand nahm, dass ich schon bitten wollte, an die Beatmung zu kommen.

Ich erinnere mich noch gut an die Nacht, in der ich den Finger an der Klingel hatte, um zu bitten, auf die Intensiv verlegt zu werden. Ich konnte mir nicht mehr vorstellen, auch nur noch einen Atemzug alleine zu machen. Meine Kraft war völlig aufgebraucht. Aber ich wusste, dass dies eher ein weiterer Schritt in Richtung Tod war, also biss ich die Zähne zusammen – jeder Atemzug wurde zu einem Kraftakt. Mittlerweile ging auch der Chefarzt der Internistischen Abteilung in meinem Zimmer ein und aus, ständig wurde Blut abgenommen und geröntgt. Ich selbst konnte nur mit Hilfe der Pfleger in einem Stuhl vor dem Fenster sitzen und war völlig verkabelt. Ich erschrak, als ich etwas aufschreiben wollte; was meine Hand produzierte, waren nur irgendwelche zackigen Linien – nicht einmal mehr schreiben konnte ich! Die Besuche meines Mannes und meiner Tochter wurden immer kürzer. Ich hatte keine Kraft mehr dafür. Mein Mann schlief zu Hause mit dem Telefonhörer neben dem Bett und ich dachte darüber nach, ob ich denn nun doch noch aufgeben müsste? Aber mein Trotzkopf wollte nicht.

An diesem Abend kamen Prof. Weiner und Dr. Pomhoff mit den neuesten Blutwerte in der Hand in mein Zimmer. Sie waren so ernst wie nie. Selbst Pommi war nicht zum Lächeln zumute. Ich hatte ihn schon tagsüber gefragt, warum er alle paar Stunden von mir Blut wollte, und bekam keine Antwort. Ich wusste, dass das nichts Gutes bedeutete. Pommi sagte dann, dass mein weniges Blut, das ich seit der großen Hautoperation noch hatte, von der Entzündung einfach aufgefressen würde. Ich hätte nicht mehr genug Blut, um zu atmen. Sie waren sehr ernst. Ich schlug dann vor, am nächsten Morgen noch mal Blut abzunehmen, um weiterzusehen. Professor Weiner stand die ganze Zeit mit geneigtem Kopf da. Nun senkten sie beide ihre Köpfe und schüttelten sie. „Nein! So viel Zeit haben wir nicht mehr. Wir wollen heute Nacht noch etwas ausprobieren. Wir geben dir jede Menge Blutplasma", sagte Pommi, der Professor ergänzte: „Deine einzige Chance im Moment."

Ich habe noch heute größte Achtung davor, dass sie die Stärke hatten, mit mir so ehrlich zu sein. Ich verstand, dass dies ein Abschiedsbesuch sein könnte. Gerade da wir emotional miteinander verbunden sind, bedeutete es mir sehr viel, dass sie mir so viel Respekt zollten und mir in dieser ehrlichen Weise begegneten. Wie viel mir dieser schwere Gang von ihnen in mein Zimmer bedeuten würde, merkte ich erst im Nachhinein. Noch nie hatte ein Mensch mich in dieser Weise geachtet, denn was ist schwieriger, als einem lieb gewonnenen Menschen ehrlich zu begegnen, wenn kaum noch Hoffnung zu geben ist?

Ich war mir nicht sicher, was ich wollte, und bat um eine halbe Stunde Bedenkzeit. Beide nickten und gingen aus dem Zimmer. Ich wollte mir grundsätzlich überlegen, wie weit Lebenserhaltung für mich gehen sollte; dass diese beiden mich nicht unnötig leiden lassen würden, dessen war ich mir sicher. Sicher war ich mir auch, dass Prof. Weiner wie auch Dr.

Stubbig zur rechten Zeit die Geräte abschalten würden. Aber wo war meine Grenze? War dies schon Lebensverlängerung, ein hilfloser letzter Versuch, oder noch eine reale Chance? War ich bereit, das Blutplasma von Menschen, die ich nicht kannte, nun in meine Adern fließen zu lassen, um so mein Leben zu retten? Würde ich mir vielleicht dadurch HIV oder Hepatitis einfangen und dann daran sterben? Ich brauchte für mich eine Antwort.

Da ich glaube, dass alles, was geschieht, nicht zufällig geschieht, konnte ich doch davon ausgehen, dass das Plasma mir helfen würde, wenn es denn so sein sollte. Ich war meinen Weg zu mir gegangen und hatte vieles erlebt, das unmöglich erschien. Das Wenigste, da war ich mir sicher, lag tatsächlich in der Hand von Menschen. Was aber auf einen zukam, sollte kommen, es war im System – jetzt also das Plasma. So kam ich zu meinem Ja.

Sie koppelten die Plasmabeutel über meinem Bett zu einem sogenannten „Christbaum" mit den ganzen anderen Medikamenten zusammen, – ein irres Kabelgewirr, und ich brüllte mit letzter Kraft: „Ich habe so viel überlebt! Meint ihr, dass ich an einer blöden Lungenentzündung sterben werde? Nein! Weil ich darauf keinen Bock habe! Das ist so und basta!"

In der Nacht ging mir durch den Kopf, ob sich denn so das Sterben anfühlte? Es war wieder nicht schwer und beängstigend. Ich wurde mit meiner Sauerstoffmaske und dem ganzen Kabelsalat an das offene Fenster gesetzt. Ich hörte den Vögeln zu… wie schön sie sangen. Es war eine friedliche Nacht. Hm, wenn dies Sterben ist, dann ist es nicht schwer, zu gehen. Ich hatte auch nicht den Wunsch, meinen Mann anzurufen. Er wäre nur in großer Sorge, und wenn ich sterben würde diese Nacht, dann würde es für ihn immer noch schwer genug werden. Ich liebte ihn und ich war mir seiner Liebe sicher, das brauchten wir jetzt nicht zu bestätigen. Es war ein Frieden in mir und alles war gut so, wie es war. Ich war dankbar für all das, was ich die letzten Jahre mit den Dickies und mit mir erleben durfte, und jeder Tag war ein Geschenk für mich. Ich war zufrieden. Irgendwann merkte ich, dass dies nicht der Tag war, an dem man mich mit einem Tuch über dem Kopf in die Kühlkammer transportieren würde. Ich ließ mich ins Bett bringen und schlief schließlich ein. Am Morgen wachte ich durch das Schwirren von freudig geschäftigen Ärzten und Schwestern in meinem Zimmer auf. Ich hatte mein Leben dem Blutplasma fremder Menschen zu verdanken. Ich danke ihnen für das Geschenk meines Lebens!

Ab jetzt ging es mir jeden Tag besser, ich bekam noch blutbildende Medikamente und langsam ging es aufwärts. Ich musste wieder lernen richtig zu atmen, dabei half mir ein Gerät, die Lunge zu dehnen, bis ich es wieder aus eigener Kraft konnte. Ich musste jeden Tag dem Chefarzt der Inneren beweisen, wie weit ich die vier Kügelchen in dem Behälter nach oben blasen konnte. Bei meinem ersten Hofgang zum Brunnen stand die halbe Belegschaft des Krankenhauses am Fenster und freute sich mit mir. Meine Freundin Ute brachte mir, einem Engel gleich, jeden Tag etwas Köstliches ins Krankenhaus. Sie hatten auf Station registriert, dass ich keine Lust hatte was zu essen, und Ute nahm sich dieses Problems an. So flogen mir im wahrsten Sinn des Wortes gebratene Rebhühner oder Flusskrebsschwänze ins Zimmer und ich … konnte nicht widerstehen. Ohne sie an meiner Seite wäre manches schlechter gegangen. Es dauerte für mich zermürbend lange, gesund zu werden. Alles kam wieder, selbst das Schreiben. Ich war so froh, in der Sachsenhäuser Klinik gewesen zu sein, denn niemand kannte meinen Körper mit seinen neuen Mechanismen mehr als diese Ärzte. Sie kannten mich in- und auswendig und wussten, was sie mir zumuten konnten und was nicht. Ich bin mir sicher, dass ich nur dort habe überleben können.

Nun war ich wieder gut genesen und litt immer mehr unter meiner Brust, die man eigentlich als solche nicht mehr bezeichnen konnte. Es waren Schläuche, die bis zum Schambein hingen. Dr. Exner fragte immer, worunter man am meisten leide. Es war die Hängebrust, also stand eine Brustoperation an; das war fünf Monate nach der Lungenentzündung. Für mich war es schwer, das Krankenhaus wieder zu betreten, weil ich daran denken musste, wie krank ich nach der letzten Operation geworden war. Ich hatte richtige Angst und ich wollte mein Schicksal nicht erneut herausfordern. Auf der anderen Seite wusste ich, dass es keinen sichereren Ort für Plastische Operationen für mich gäbe als diesen. Dr. Exner hatte von meiner Lungenentzündung erfahren und war mit Prof. Weiner in Kontakt gewesen. Bei den nächsten Operationen wurde ich ganz besonders beobachtet und haute auch nicht mehr ab. Die neuen Brüste durfte ich mir aussuchen und brauchte, weil viel Gewebe noch da war, keine Implantate. Ich sagte Dr. Exner, dass ich immer unter riesigen Brüsten gelitten hatte und nun nur eine Handvoll wolle. Sie sollten von selbst stehen, nicht mehr hängen. Viel mehr konnte ich dazu nicht sagen. Die „Exner-Brüste" kannte ich noch nicht, aber jeder Plastische Chirurg hat sein eigenes „Schnittmuster", auch beim Bauchnabel. Die Exner-Bauchnabel z.B. lachen alle wie ein Smily.

Ich wachte also mit neuen Brüsten auf und war begeistert,

wie schön sie waren, so schön geformte Brüste hatte ich bisher noch nie gehabt. Ich liebte sie vom ersten Tag an. Sogar der Warzenhof zog sich auf Berührung gleich zusammen. Jetzt hatte ich ein sinnliches Dekolleté und die Brüste schauten wieder in die richtige Richtung. Das war ein großer Schritt, um mich wieder mehr als Frau zu fühlen. Die Brust ist für mich ein sehr wichtiger Ort meiner Weiblichkeit, sie hat für mich kaum sexuelle Bedeutung, aber für mein weibliches Bild sind sie mir sehr wichtig. Es war gut, dass ich das gemacht hatte, und glücklicherweise hatte ich weder an Bauch, Hintern oder den Brüsten sensorische Ausfälle durch die Operationen; das ist bei vielen, die woanders operiert wurden, leider nicht so.

Leider ist es mit diesen Hautkorrekturen mitunter nicht zu Ende, denn bei vielen hängen auch die Oberschenkel bis zum Knie, der Rücken schlägt Falten, die Schamlippen sind Schamlappen, vom Kinn hängt ein Lappen runter und die Oberarme sind Flügel. Hier kann die Plastische Chirurgie sehr viel machen. Die Narben bleiben aber. Es wird ein schmerzhafter psychischer Prozess sein, wenn Sie sich entscheiden müssen, mit welchem Bild von ihrem Körper Sie leben wollen. Vielleicht wird es nur zwei Möglichkeiten geben: Ihn so lassen, wie er ist, mit hängender Haut, oder ihn chirurgisch zu korrigieren und mit den Narben zu leben. Sie werden sich viele Tränen ersparen, wenn sie sich das vor der ersten Operation bewusst machen. Man kann die Adipositas einfach nicht ungeschehen machen.

Mit Narben kann man aber ein glückliches und erfülltes Leben aufbauen. Es ist so wunderbar, zu leben, berührt zu werden und zu berühren, zu fühlen und gefühlt zu werden, zu lieben und wieder geliebt zu werden. Dafür lohnt sich der Weg. Ich habe erleben dürfen, dass es anderen Menschen egal war, wo ich Narben hatte. Sie waren berührt und angetan von der Art und Weise, wie ich ihnen begegnete. Männer haben vor mir geweint, weil noch nie eine Frau sie so berührte wie ich.

Glauben Sie an sich, weinen Sie die Tränen, die Sie weinen müssen, und dann werden Sie zu dem Menschen, der in Ihnen steckt! Sie haben viel erlebt, Sie haben viel erlitten, Sie haben dadurch eine Sensibilität und ein Gespür entwickelt, das Gutes bewirken kann. Wie viele Menschen werden nie wirklich gesehen, wie viele Menschen erfahren kein wirkliches Mitgefühl und direkte Aufmerksamkeit? Lernen Sie sich beschenken zu lassen und werden Sie zum schenkenden Menschen. Werden Sie dazu, weil Sie selbst mehr an Hilfe, Trost, Zuwendung, Berührung, Sexualität und Halt haben, als Sie brauchen. Das ist ein gutes Ziel, und da sind verblasste Narben wirklich unerheblich.

Zwei Fragen werden mir oft gestellt: Wann ist der richtige Zeitpunkt, um mit den Hautkorrekturen anzufangen? Und: Wie weiß ich, wann ich damit aufhören soll? Mit der Plastischen Chirurgie sollte man erst anfangen, wenn das Gewicht ein Jahr stabil ist. Wenn man sein Wunschgewicht noch nicht hat und noch beim Abnehmen ist, dann ist das Ergebnis einer korrigierenden Operation nicht so schön, wie es sein könnte. Wenn das Gewicht nach einer Korrektur noch weiter runter geht, kann es sein, dass man nachoperieren muss.

Diese Operationen schaffen nicht nur großflächige Wunden, sie verursachen auch über Wochen oder gar Monate Schmerzen und schränken erst einmal die Bewegung ein. Stimmt Ihr Gewicht noch nicht, dann sollten Sie die Ursache für das restliche Übergewicht suchen und angehen. Ihr neues Gewicht sollte nicht mehr als +/- zehn Kilo über dem Normalgewicht sein. Das ist schwer auszuhalten, wenn man z.B. schon 60 Kilo abgenommen hat, aber Geduld zahlt sich aus. Zudem braucht die Haut nach der Abnehmphase Zeit, um das, was sie selbst rückbilden kann, auch zu tun. Der eine oder andere Schnitt kann damit vielleicht entfallen. Ansonsten sollte man mit dem Plastischen Chirurgen besprechen, welches Ergebnis mit wie vielen Operationen zu erreichen ist.

Der Weg ist lang, denn zwischen jeder Operation sollten sechs Monate Pause liegen. Es ist manchmal fast nicht auszuhalten, denn das Körperbild stimmt nirgends. Das ist dann so: Straffer Bauch trifft Hängebrüste, straffer Po trifft Hängeoberschenkel. Der Anblick eines schönen neuen Dekolletés und straffen Bauches kann schön sein, wenn da nicht noch der große Schamhügel und die Schlabberschamlippen wären.

Manche sind nie zufrieden, selbst wenn alle Operationen erfolgreich waren, weil sie die Illusion hatten, wie ein Fotomodell nach all diesen Operationen auszusehen. Man kann zum OP-Junkie werden, das ist eine Verlagerung von psychischen Mechanismen. Das Aufhören, das Es-gut-sein-lassen, kann nur wirklich gelingen, wenn die Seele, die Psyche es zulässt, wenn eine Versöhnung mit der Geschichte und Erkrankung erreicht ist. Wenn die eigene Verantwortung für das Leben übernommen und man zum Gestalter seines Glücks wurde. Dann wird man aufhören.

Ich spüre bei diesen Worten ganz deutlich, wie sehr sich mein Leben durch diesen Prozess verändert hat. Ich hasste meinen Körper unendlich und hatte Krieg gegen ihn geführt.

Wie schön ist es, ihn heute zu lieben. Ich freue mich, dass ich mich nicht mehr schäme für mein Aussehen und Berührungen nicht mehr ablehne oder im Vorfeld unmöglich mache. Ich kann mich selber lieben, mich streicheln, gut zu mir sein. Und ich kann es genießen und anderen gegenüber äußern, worauf ich Lust habe oder wonach mir wäre.

Gerade zum rechten Zeitpunkt schneit Thilo herein. Er ist hier auch Gast und von großer schöner körperlicher Gestalt mit einer beeindruckenden Männlichkeit. Ich sitze hier auf der Insel auf einem Bett in einem großen Erker mit offenen Fenstern und Türen, der Laptop vor mir hängt an der Autobatterie. Ich schaue hinaus in die Palmen und auf das Meer. Sanft wiegt der Wind die Palmblätter und ich genieße es, wenn dieser Wind mich streichelt und mir zwischen die Beine fährt, während ich hier schreibe. Mir wird bei diesem wohligen Gefühl bewusst, wie ich erst einmal lernen musste meine Gefühle wahrzunehmen. Streicheln als wohlig oder gar erregend anzunehmen war ein langer und tränenreicher Weg.

Thilo bringt mir das erfrischende Wasser der Kokosnuss, es schmeckt herrlich. Gleich kommt die Nacht, und sie kommt schnell hier am Äquator und dauert rund zwölf Stunden. Bevor sie kommt, muss daran gedacht werden, die Öllampen, Kerzen und Teelichter anzuzünden. Die Nächte sind warm und sternenklar, das Rufen der Tiere aus dem Urwald ist zu hören und das Meer erzählt seine Geschichten. Wir sitzen dann auf der Veranda beim Tee und erzählen ... mit Blick auf die Sterne und das Meer. Es ist die Zeit des Erlebens und Fühlens, die Zeit, in der ich es liebe, wenn meine Haut berührt wird und ich Feuer fange in meinem Körper. Ich löse mich heute nur langsam aus der Vergangenheit, als Thilo kommt und mir die Kokosnuss reicht. „Es wird gleich dunkel", sagt er und setzt sich, während ich trinke, an mein Bettende. Wir verstehen uns alle sehr gut hier auf dieser einsamen Insel, es gibt keine Paarbildungen, jeder geht auf den anderen ein und mit ihm um. „Ich liebe diese Nächte hier und die Menschen, die sie gerade beseelen", sage ich, während Thilo meine Füße massiert und sich langsam die Innenseite der Beine hinaufarbeitet. „Ich liebe es, dich zu berühren und zu fühlen, deine außergewöhnlich weiche und zarte Haut, es ist sehr schön, sie anzufassen", sagt Thilo und streichelt meine Brust. Ich merke, wie ich tiefer atme, als er am Hals angekommen ist und mir einen Kuss gibt. Er knabbert an meinem Ohr und flüstert: „Es gibt Abendessen, liebe Iris. Feierabend für heute – mit Arbeiten, meine ich." So löse ich meinen Biss von seinem Nacken und gehe fröhlich zum Essen.

7. Wenn die Psyche sucht

RESSENTIMENTS GEGENÜBER DICKEN sind allgegenwärtig. Zeigefingerkampagnen in Zeitungen: „Dicke kosten die Krankenkassen Millionen!" und das aktuelle Schönheitsideal haben unterstützt, dass Dicke einer schweigenden Außenseitergruppe der Gesellschaft angehören, ähnlich wie Prostituierte, Diebe und Drogenhändler. Stillschweigend toleriert, verspottet, verlacht und begafft, werden sie als willensschwach und faul dargestellt. Selbst vor helfenden Berufen wie dem medizinischen Personal macht so ein Benehmen keinen Halt. Ich musste es erleben, wie eine Schwester einen Pfleger fragte, ob er mir helfen könne, es sei einfach nur ekelhaft, meinen Körper anfassen zu müssen.

Solch ein Verhalten kann grundsätzlich auch bei psychisch nicht vorgeschädigten Menschen zu einem schwindenden Selbstwertgefühl führen. Viel zu oft mündet es dann bei Adipositaskranken in einem sich selbst aufladenden Teufelskreis von Übergewicht – Zurückziehen – Einsamkeit – Gewichtszunahme – Rückzug. Von Dicken wird erwartet, dass sie aufhören zu essen, wenn das Sättigungsgefühl eintritt. Leider gibt es aber, genetisch bedingt, dieses Sättigungsgefühl bei Adipositaskranken nicht; das führt logischerweise dazu, dass sie immer weiter essen. Wenn ein Mensch immer quälenden Hunger hat und Essen kurzzeitig Erleichterung bringt, dann isst er. Sie könnten nun einwerfen: „Also sind Dicke doch grenzenlos." In diesem Sinne ja, aber Sie sagen einem Diabetiker Typ I, der seine Erkrankung durch einen genetischen Defekt hat, auch nicht, er solle sich anstrengen und selber Insulin produzieren, um der Gesellschaft nicht so zur Last zu fallen? Würden Sie dies auch einem Mukoviszidosekind sagen, das täglich um Luft und damit ums Überleben kämpft, wegen eines Gendefekts? Auf diese Idee kämen Sie sicherlich aus sehr menschlichen Gründen nicht.

Der Dicke versteht es nicht, dass Sie auf ihn so reagieren; dass Sie Normalgewichtler sich schon allein wegen der Körpermasse vor ihm erschrecken, wenn dieser massige schwabbelnde Berg Mensch auf Sie zukommt. Er merkt nicht, dass Sie die Erschütterungen im Raum spüren, versteht nicht, dass er Unruhe verbreitet, wenn ihm Platz gemacht werden muss, und dass sein Schnaufen und Schwitzen Ihnen unangenehm ist. Sie befürchten, dass sie zur Hilfe genötigt werden könnten, oder haben das Gefühl, sich nur falsch verhalten zu können. Also hoffen Sie, dass dieser dicke Mensch einfach an ihnen vorübergeht und nichts von Ihnen will. Hinter dem runden Gesicht erahnen Sie die Mimik nur und spüren das Misstrauen, das von ihm ausgeht. Sie sehen an ihm nichts, was ihre Gefühle positiv anspricht, er ist ein geschlechtliches Neutrum. Das wiederum erklärt das Leiden der Dicken, die sich ausgegrenzt fühlen. Es funktioniert wie Magnete, die sich abstoßen.

Auch ich hatte nach der Operation erst einmal keine anderen Erfahrungen. Es gab die Gesellschaft und es gab mich. Die Sucht und meine emotionalen Bedürfnisse liefen voll ins Leere. Ich war ein Ess-Junkie auf Entzug, der das Suchtmittel nicht meiden konnte, denn man muss essen, sein Leben lang. Ich befürchtete mitunter verrückt zu werden, denn so heftige Reaktionen hatte ich nicht erwartet, ich wusste vor der Operation einfach nicht, dass ich so stark abhängig war. Der Wunsch nach einem besseren Leben nach der Operation erfüllt sich nicht, wenn man sich seinen falsch erlernten Reaktionen und Verhaltensweisen nicht stellt.

Psychisch kann es einem noch schlimmer gehen als vorher, denn man ist ein Dicker im dünnen Körper – mit der alten Verzweiflung, den Depressionen und Ängsten, mit dem gleichen Vermeidungsverhalten und den Beziehungsstörungen, mit den Körperschemastörungen und Traumatisierungen. So kann es dann zu Suchtverlagerungen kommen, bis hin zur Umkehrung in die Magersucht, oder zu einer neuen, stofflichen Abhängigkeit. Man vernachlässigt die Nachsorge und Substitutionspflicht und bekommt wieder körperliche Probleme. Dann ist es wirklich nur „anders schlecht" geworden. Der Alltag ist vielleicht leichter zu bewältigen, aber das Leben hat keine neue Ausrichtung bekommen.

Manche beginnen ganz bewusst schon vor der Operation eine Psychotherapie – das ist der Idealfall. Denn kurz nach der OP stehen durch die vielen körperlichen Veränderungen psychische Themen zur Bearbeitung an: den Körper annehmen lernen, Auseinandersetzung mit der Körperschemastörung (die mir bei Adipositaspatienten immer begegnet), mangelnde Integration von Emotionen und Körper, mangelnde Selbstliebe und Libido, Auseinandersetzung mit den Suchtfolgen, mit Depression und Ängsten, Vergangenheitsbewältigung (u.a. Misshandlung, Missbrauch, Grenzüberschreitungen, Erniedrigungen), Definition und Gestalten neuer Beziehungsmuster, Einüben eines neuen Denkens, Fühlens, Handelns. Letztlich für ein freudvolles

Leben eine neue Realität gestalten (Schritte 2-4). Niemand von uns Betroffenen kommt umhin, sich mit dem neuen Aussehen und mit sich selbst auseinanderzusetzen, und nach der Adipositas-Operation hat man gute Chancen, die psychischen Themen ohne den Druck der Lebensgefahr durch das Übergewicht aufzuarbeiten. Die Muster im Denken und Fühlen haben sich gelockert und neue Verhaltensmuster können gelernt werden.

Viele Betroffene erkennen die Notwendigkeit einer Psychotherapie für sich, scheitern aber an den Vorurteilen der Kollegen, die Adipositas nur aus Büchern kennen, die dem aktuellen Stand der Adipositasforschung nicht entsprechen und vom grenzenlosen und uneinsichtigen Dicken ausgehen. Hinter vorgehaltener Hand geht die Meinung um, dass bei nicht operierten, extrem Dicken eine Psychotherapie meist erfolglos ist, und so sind Kollegen von vornherein voreingenommen, wenn es darum geht mit Adipositasklienten zu arbeiten. Die Diagnostik wird, wie in der Psychotherapie immer häufiger, nicht als Hilfsmittel genutzt, um den richtigen therapeutischen Weg für den Klienten herauszufinden, sondern dafür, dass Krankenkassen die Therapie leichter abrechnen können. Das kann einfach nicht gut gehen, gerade nicht bei dem komplexen Bild der morbiden Adipositas.

Adipositas ist ein Cocktail von unterschiedlichen Faktoren, und professionelles therapeutisches Verhalten zeigt sich darin, die Komplexität des Krankheitsbildes ernst zu nehmen und flexibel damit umzugehen. Wenn der Therapeut davon ausgeht, dass die psychischen Störungen sekundär zu behandelnde Symptome der Adipositas sind, dann besteht die große Chance eine Psychotherapie erfolgreich abzuschließen. Das setzt natürlich voraus, dass der Patient sein bisheriges Konsumverhalten ändert, und sich klarmacht, dass nur er der Heiler seiner Psyche sein kann und der Therapeut nur einen Weg aufzeigt.

Psychologische Forschungen über Adipositas belegen, dass die Testwerte eines Adipösen sich von den Normalwerten gar nicht sonderlich unterscheiden und sich erst ab einem BMI 40< klarer manifestieren, wenn es um das Lebensgefühl, den Selbstwert und die Lebensqualität geht. Wenn frühe psychische Störungen vorliegen, kann das die Tiefe der Sucht verstärken.

Hier gefällt mir Nietzsches Definition des Selbst aus „Also sprach Zarathustra": „Hinter deinen Gedanken, mein Bruder, steht ein mächtiger Gebieter, ein unbekannter Weiser – der heißt Selbst. In deinem Leibe wohnt er, dein Leib ist er." Der an Adipositas erkrankter Mensch lehnt diesen Leib zutiefst ab, auch, dass er selbst Gebieter seiner Gedanken und damit seines Handelns ist. Er ahnt, irgendwie falsch zu sein, und kommt unweigerlich mit sich in einen Konflikt. Wenn einem Kind nie der Hunger nach Annahme, Berührung, Geborgenheit, Verständnis und Orientierung gestillt wurde, es nicht genügend erfahren hat, dass man es wollte und es willkommen ist, dann ist es ein Urbedürfnis diese Defizite irgendwie zu stillen. Hat das Kind gelernt, dass es anstelle von tröstender Berührung und Aufmerksamkeit nur Naschsachen bekommt, dann ist später der Negativspirale Adipositas Tür und Tor geöffnet.

Dieser ursprüngliche Mangel ist für den späteren Erwachsenen seelisch immer noch so stark zu spüren und so quälend, dass er diese Bedürfnisse möglichst schnell und umfangreich gestillt haben will. Es scheint unumgänglich, essen zu müssen, und es wird umso stärker, je höher das Gewicht steigt. Die erlernte Befriedigung durch Essen lässt den Kranken auf einer Stufe der Selbstentwicklung verharren. Dieses Erstarren entsteht aus dem Bedürfnis sich zu schützen und wird vom Umfeld als Ichbezogen, starr und stur fehlinterpretiert. Damit wird die Abwärtsspirale der Isolation in Gang gehalten – das emotionale Defizit trifft auf das gesellschaftliche Vorurteil des grenzenlosen Dicken.

Es gibt aber noch weitere Verstärker: Ist ein Kind z.B. unerwünscht, wird es seelisch abgelehnt, vernachlässigt oder erfährt grenzüberschreitende Handlungen durch den Erwachsenen, dann kann auch kein Gefühl von Geborgenheit aufkommen. Seine körperliche Unversehrtheit und damit sein Körpergefühl nimmt Schaden, es fühlt sich sein Leben lang „nicht richtig". Kann das Kind diesen Gefühlen keine anderen positiven Erfahrungen entgegensetzen, dann zieht es sich in sich selbst zurück.

Rührt das Kind die Bezugspersonen emotional und körperlich nicht an, erlebt es ein abgrundtiefes Alleinsein – es passiert eine frühe Lähmung seiner Gefühle und es entfremdet sich schon da von seinen Körpergefühlen. Je älter es wird, je mehr redet und tut der Jugendliche nicht das, was er eigentlich meint und braucht, sondern bildet eine angepasste Persönlichkeit aus, um weiteren Liebesentzug, Verlassenwerden und Ablehnung zu vermeiden. Er bezieht keine Stellung, hat keine eigene Meinung, ist als Mensch nicht greifbar. Da er nicht echt ist, nicht authentisch, kann es dazu kommen, dass seine ohnmächtigen Minderwertigkeitsgefühle oder auf Abwehr beruhende Grandiositätsvorstellungen ein völlig falsches Bild von ihm nach außen vermitteln und er weiter vereinsamt. Er prahlt dann zum Beispiel damit herum, dass er viele Frauen hat, die ihm alle zu Füßen liegen. Realität ist, dass er durch seine Körpermasse gar keine Partnerin mehr findet und Sex rein technisch fast gar nicht mehr möglich ist und er vielleicht Erektions- und Potenzprobleme hat. Das Schlimme ist, dass er meint, andere Menschen würden das Illusorische seiner Aussagen nicht erkennen; er denkt, das Richtige zu tun, um sich aufzuwerten. Die anderen aber erkennen seine Fehleinschätzung und distanzieren sich von ihm. Er erreicht dann wieder genau das Gegenteil dessen, was er beabsichtigt: Er erlebt die anderen als ablehnend – ohne die Dynamik zu verstehen, dass er es ist, der diese negativen Reaktionen durch seine falschen Botschaften schafft. Sein Blick in die Außenwelt ist entgleist.

Ein weiteres typisches Merkmal bei Adipositaspatienten ist ihr enormer Fleiß und ihre fachliche Kompetenz. Sie schaffen ein großes Arbeitspensum und tragen viel Verantwortung in Beruf und Familie. Da sie aufgrund der Körpermasse in der Öffentlichkeit auf Ablehnung stoßen und ihr Selbstwert gering ist, verhalten sie sich erst recht auffällig und überzogen, um das zu kompensieren. Hier nähren sich die eigenen Defizite und die gesellschaftliche Ausgrenzung und Diskriminierung gegenseitig. Führt das zu einem immer übertriebenerem Erscheinen des Adipösen und hat es schließlich Anteil am körperlichen und seelischen Kollaps des Dicken?

Menschen mit einem frühen emotionalen Mangel finden wir bei Süchtigen immer wieder; er will, um sich zu heilen Vollkommenheit und Macht. Ist also das übermäßige Arbeiten und die Strebsamkeit, die ich häufig bei Extremdicken finde, nur ein Ausdruck gestörter frühkindlicher Reaktion: „Ich bin vollkommener, noch besser als du.“ Oder wird der Außenwelt die Unvollkommenheit angelastet? Der andere wird als Erweiterung des Selbst benutzt, indem er seine Größe permanent bestätigen soll. Er braucht die Bestätigung seiner vorgetäuschten Stärke immer im Außen und immer ein wenig mehr, bis er oder seine Mitmenschen kollabieren. Er, weil er die Kluft zwischen Schein und Sein nicht mehr aushält. Die anderen, weil sie sein übertriebenes Verhalten nicht mehr ertragen können.

Der Patient spürt dann in der Therapie zum ersten Mal diesen extremen emotionalen Mangel und sucht Rettung beim Therapeuten. Er möchte mit ihm verschmelzen, um sich besser zu fühlen. Weil die frühkindliche Sehnsucht nach verbindlicher Nähe und Bestätigung nicht befriedigend durchlebt werden konnte, besteht ein fortwährender Nachholbedarf. Diese symbiotischen Sehnsüchte eines Suchtkranken sind also Heilungsversuche einer gestörten Regulierungsfähigkeit des Kindes als Reaktion auf die emotional eingeschränkte Eltern-Kind-Beziehung. Die Symbiose ist demnach der „Zufluchtsort" des überforderten inneren Kindes, weil dem Erwachsenen das Instrumentarium und die Erfahrungen fehlen, um sich selbst zu halten. Der Süchtige will also nicht in einer verschmelzenden Einheit mit dem Therapeuten aufgehen, er fühlt sich einfach heillos überfordert. Er braucht immer wieder angemessene, regulierende Nähe, er muss Erfahrungen nachholen und diese positiv bestätigt bekommen – das ist der Weg hinaus.

Nicht kindliche Wunscherfüllung ist die tiefste Sehnsucht des Süchtigen, sondern Wiedererlangung seines Selbstgefühls und Wirkmöglichkeit, das heißt, dass er Gestalter seines Lebens sein kann. Von Therapeuten verlangt dies eine authentische Beziehung auf Zeit, damit der Patient ein zuverlässiges Gefühl für sein eigenes Handeln bekommt. Der Therapeut spiegelt dem Patienten, was sein Verhalten bei anderen bewirkt und welches Verhalten er wiederum auslöst.

Im therapeutischen Heilungsprozess mit Süchtigen geht es um das Füllen des emotionalen Fasses mit neuen Erfahrungen, damit der Patient selber und eigenverantwortlich für sich sorgen kann. Die stimmige Wechselseitigkeit des Austauschs nährt das Gefühl, etwas erfolgreich und konstruktiv bewirken zu können. Damit steht und fällt die Fähigkeit seinen Selbstwert zu regulieren und ein Gefühl von „Richtigkeit" in dieser Welt zu haben. Der Patient spürt, dass er wieder handlungs- und entscheidungsfähig wird. Dieses neue Instrumentarium will er nutzen, er will es in sein Leben einbauen. Schon deshalb wird es zu keiner neuen Abhängigkeitsbeziehung zum Therapeuten kommen. Der Patient wird sich selbst lösen, wenn er genug Wasser unterm Kiel hat.

Die eigentliche therapeutische Arbeit ist Beziehungs- und Berührungsarbeit, da für den Patienten an erster Stelle steht, Neues zu erfahren. Ein kreativer Therapeut wird der Tiefe der menschlichen Seele und der Weisheit des Körpers gerecht werden können.

8. Du meine Seele singe

ICH HATTE BEI ALLEM KÖRPERLICHEN ERFOLG und dem Wissen, das ich mir aneignete, dennoch das Gefühl, innerlich nicht wirklich weitergekommen zu sein, denn ich war weit davon entfernt zufrieden zu sein und wollte mehr: Ich wollte glücklich sein! Diesen inneren Zwiespalt konnte ich nach außen nicht zeigen, denn ich hatte mir inzwischen einen Namen gemacht und mein Erfolg wurde bewundert. Meine Funktion als Hoffnungsträger war auch okay für mich, denn genau diese Hoffnung hatte mir vor der Operation gefehlt. So verstand ich meine Rolle als Hilfe für die anderen Betroffenen, mit denen ich zu tun hatte.

Ich selbst aber wurde immer unleidlicher, unzufriedener und aggressiver. Ich merkte, dass sich der Hass auf meinen Körper nicht wirklich geändert hatte. War es denn tatsächlich nur anders geworden? Ich stopfte meine Haut in die kleinere Kleidung, aber lieben, nein, ich kann wirklich nicht sagen, dass ich diesen dünneren Körper nun weniger ablehnte. Das Wort „lieben" konnte ich für mich nicht aussprechen. Ich begründete es rational: „Schau ihn dir doch an! Voller Narben von den Operationen, gerissene Haut und ein Geschlabber überall. Was soll daran sexy sein? Da muss man ja schon abartig sein, wenn man das mögen soll!"

Antworten blieben aus, denn meine innere negative Einstellung strahlte vor allem nach außen. Ich verweigerte, so lange ich denken kann, wegen der Misshandlungserlebnisse in meiner Kindheit jegliche Berührung. Ich meine echte, achtsame, direkte und bewusst wahrgenommene Berührungen und hatte so keine positiven Erfahrungen in der Richtung. Ich spürte die Ablehnung der anderen wegen meines unförmigen Körpers und hatte mit Rückzug reagiert. Ich hatte tiefe Scham gegenüber dem, was sich da „mein Körper" nannte. Ich merkte aber, dass ohne inneres Wachstum, eine innere und äußere Veränderung, sich nichts wirklich ändert.

Von daher begab ich mich in eine Anschlussanalyse bei einem psychoanalytischen Kollegen, Dr. S. Ein Therapeut muss bei mir ganz schön widerstandsfähig sein, denn ich konfrontiere, hinterfrage, und es ist eher ein Ringen mit Erholungspausen als ein normales Gespräch. Ich brauchte die Reibung, aber auch die Grenzen, um mich auszuprobieren und neu zu definieren. Ich fühlte mich wohl bei Dr. S. und richtete mich mit Widerstand auf der Couch ein. Es ging um den Hass auf meinen Körper und um meine erlernten Reaktionen und Verhaltensweisen. Immer wieder nahm er es zum Anlass, mir bewusst zu machen, was mein Körper schon alles hatte aushalten müssen. Er wollte, dass ich trauerte – um den Schmerz im Früher und um den Schmerz der vielen Operationen. Doch mein Körper schien mir das nicht wert zu sein. Immerhin wurde mir mein Hass bewusster und mit jeder Operation schien ich meinem Körper gesagt zu haben, dass ich ihn so nicht akzeptierte.

Ich gab mir keine Erholungspausen nach Operationen und ging kurz danach wieder arbeiten. „Ich will nicht gut zu ihm sein?“, fragte er ketzerisch. Da hatte er recht!, der schöne Dr. S., und diese Erkenntnis schockte mich. Wie sollte etwas Gutes in mir entstehen, wenn ich es gar nicht wollte? Ich war sauer, ich war wütend auf meinen Körper, den Himmel, den Kosmos, den quergestreiften Kaugummi, mein Karma, darauf, keine makellose und erotische Frauenfigur zu haben, wie in den Prospekten abgebildet. Ich wollte so gerne schön sein wie andere.

Ich stand nackt vor einem großen Spiegel und meine Haut hing überall herunter. Ich sah aus wie ein Monster. Ich gestand mir meine Wut, aber ich gestand meinem Bild auch meine Trauer. Endlich sprach ich aus, was tief innen vergiftend wirkte. Ich weinte meine Verletzungen heraus, weinte über die vielen Prügel und sonstigen Misshandlungen meiner Kindheit, über die Achtlosig- und Lieblosigkeit und darüber, dass ich meinen Körper so verachtet hatte. Trauerte mit ihm gemeinsam, dass ich ihm das Gleiche antat, was ihm von anderen vor langer Zeit angetan wurde – Missachtung und Grenzüberschreitung. Ich hatte die Verachtung übernommen, die ich durch die Übergriffe erfahren hatte. Ich hatte meinen Körper zwei Mal büßen lassen, zwei Mal leiden lassen. Ich bekam Mitleid mit ihm und merkte, dass ich heilen wollte. Die Seele wollte Frieden finden und heilen – und damit auch der Körper. Ich ging durch eine tiefe Trauerarbeit und am Ende stand ein Licht. Ein Licht, das mir Hoffnung versprach, einen Weg zu finden, dass sich mein Körper für mich gut anfühlen würde. Dies war eher noch ein Wunschgedanke und noch weit weg vom Glücklichsein.

Die Zeit bei Dr. S. ging zu Ende. Er motivierte mich zu gehen, um zu lernen, und mich bei anderen zu erfahren. Ich wollte auf meinen neuen Körper zugehen, in eine Körpertherapie. Ich brauchte gute Berührungen, um zu heilen und als Gegenerfahrung. Ich hatte gelernt, was für den nächsten Schritt wichtig war. Ich hatte den Krieg meiner Seele, den ich über den Körper ausgetragen hatte, beendet und mich geöffnet, um neue Wege zu gehen.

Ich beschloss mit Körperpsychotherapie weiterzumachen, so dachte ich zumindest, doch der Körpertherapeut GM redete ausschließlich mit mir, und das sehr lange und intensiv. Wieder stand Grundlagenarbeit und Einsichtsarbeit an. Wie sah ich meine Welt, meine Umwelt? Wie sehr hatte meine Geschichte diese Welt verändert und wie ist sie wirklich? Die Regeln von Ursache und Wirkung! Wie sah es außerhalb meiner Adipositaswelt aus? Zu welcher Sichtweise meiner Person und meiner Umwelt hatte mich die Adipositas gebracht und wie falsch oder richtig war sie?

Meine Brille abzusetzen war das Ziel und es fiel mir sehr schwer zu sehen, wie sehr ich in einem „Adipositasdenken" verstrickt war. Schwer war der Weg da heraus, um einen Platz zu finden, an dem ich mich gut fand, so wie ich war. Ich musste erkennen, dass ich vieles gestaltet hatte, auch das Negative. Ich hatte alte Verhaltensmuster und Denkmechanismen weitergeführt, wiederholte Schlechtes und produzierte selbst die entsprechende Resonanz.

Ich war es, die den Ergebnissen zuarbeitete, welche mir mein Leben brachte. Heute gelingt mir das Gestalten meist, bei manchen Gelegenheiten reagiere ich wieder in alten Mustern. Wenn ich zum Beispiel denke, dass Erstkontakte zu mir unbekannten Menschen nur schlecht ausgehen können, dann werden sie es auch. Ich konstruiere es mit falschen Worten, falschen Gesten, falscher Kleidung, falschem Verhalten. Ich habe schon vorher in meinem Kopf für mich festgelegt, dass dieser Mensch mich bestimmt hässlich, unattraktiv, nicht intelligent und reizlos empfinden wird. Ich sage ihnen: Er wird es! Ihm bleibt gar keine andere Wahl! Ich aber habe eine vermeintliche Bestätigung dafür gefunden mein Verhalten nicht zu ändern. Erst wenn ich erkenne, was ich von mir aussende an meine Welt und was die logische Konsequenz meines Denkens und Verhaltens ist, erst dann kann ich durch Änderung auch positive Reaktionen erwarten – ich bin der Schlüssel.

Es blieb nun nicht aus, dass ich Reaktionen auf meine Veränderung bekam. Mein Mann hatte den inneren Anschluss an mich irgendwann verloren und wartete, dass er mich wiederfinden konnte. Freundschaften zerbrachen oder stellten sich als falsch heraus, als ich aus meiner negativen Gedankenwelt herausging und anfing, mich zu öffnen und positive Erfahrungen zu machen. Natürlich hatte ich mir mit meiner verletzten Seele ein entsprechendes Umfeld geschaffen, ich provozierte Menschen dazu, mich zu gebrauchen, schaffte ein heilloses Durcheinander von Abhängigkeiten, Zuwendung gegen Bestätigung, Aufwertung, Anerkennung, das Auskosten und Ausleben von Macht und Einfluss. Alles nur, um nicht aus meinen mich verletzt, traurig und einsam machenden Mechanismen auszusteigen. Völlig erschrocken war ich, als meine Tochter mir weinend sagte, dass sie ihre Mami wiederhaben wolle. Ich sagte ihr, dass ich es sei, aber sie antwortete bestimmt: „Nein, meine Mami war anders!" Es riss mir das Herz entzwei. Wenn selbst meine Tochter mich nicht mehr erkennen konnte, wer dann? Doch sie fand ihre Mami in mir wieder und freut sich heute mit mir Vieles unternehmen zu können.

Es war teilweise ein Hexenkessel der Gefühle, und so manches Mal ging ich bei GM aus der Therapie raus und dachte, dass ich das bestimmt nie hinbekäme. So viele Verstrickungen zwischen meinem Denken, meinem Verhalten, meiner früheren Lebensgeschichte, meinen heutigen Beziehungen waren vorhanden, dass ich nicht wusste, wie ich sie sortieren sollte. Die Therapie mutete manchmal wie ein Kampfplatz an, und wir stritten und rangen sehr ausgiebig und konstruktiv. Ich nannte es immer mit einem Grinsen, dass wir uns „prügeln", und GM bekam ganz schön was ab, gab aber lange Zeit nicht auf. Innerlich wuchs in mir eine tiefe Zuneigung und Vertrauen, dass er sich auf diesen Kampf mit mir eingelassen hatte. Er hatte sich bemüht, mir etwas über mein Fühlen, Denken, Handeln und die Wirkung dessen klarzumachen.

Er war so weise mich mit BP, einer Kollegin, zusammenzubringen. Sie wurde zu meinem Engel in den schweren Zeiten der Selbsterkenntnis. Sie unterstützte und ermutigte mich immer und scheute sich nie, mir und meiner Familie direkte und konkrete Hilfe zukommen zu lassen. Ohne sie wäre manches nicht möglich gewesen. Ich fand Halt und auch jemanden, der meine offenen seelischen Wunden achtsam umsorgte. Dabei hatte sie Hand und Fuß und war mir ein richtiges Gegenüber. Ich verspürte tiefe Zuneigung zu ihr und bewunderte, wie liebevoll sie mit mir arbeiten konnte, und zu welcher Hoffnung sie mich ermutigte. Sie stärkte mich, nicht aufzugeben. Und sie gab mir ein neues gutes Mutterbild und öffnete die Pforten, um mir selber einmal ein gutes und lustvolles Frauenbild geben zu können.

Ich wurde zum „Workshop-Hopser" und ging zu allen, die seit Jahrzehnten körpertherapeutisch arbeiteten. Ich wollte viel erfahren und ich wollte alles nutzen, das mir dienen konnte für den nächsten Schritt. Gleich beim ersten bioenergetischen Workshop fiel ich bewusstlos um, weil ich nicht auf meine Grenzen geachtet hatte, aber ich wusste nun, wo sie waren. Manchmal kam ich nach Hause und war körperlich völlig fertig, wusste weder mich zu setzen, zu stehen noch zu legen – aber innerlich war ich zufrieden, mich, meine körperlichen Grenzen und Möglichkeiten erfahren und bestimmt zu haben.

Ich stellte fest, dass die Welt nicht unterging, wenn ich bei einem Workshop mit den anderen kollektiv schreiend auf der Matte lag – ein für mich bis dahin undenkbares Verhalten. Ich fing also an, mich auch körperlich neu zu erleben, andere zu erfahren und mich wirklich zu öffnen. Es war sehr spannend, mir meine Welt zu bauen, die nun viel offener, viel freier war und mich total faszinierte.

Alles Mögliche und Unmögliche probierte ich aus, um mich, unabhängig vom alten Adipositasschema, neu zu bestimmen. Ich fand es spannend, ich fand es toll und meine neue Lebensfreude schien zu explodieren. Es war schon recht gut, aber nur recht gut. Es fehlte noch etwas. Ich liebte meinen Körper und seine tiefen berührenden Gefühle immer noch nicht. Ich wurde wieder ungeduldig mit mir und unzufrieden. Was würde ich noch erkennen und durchleben müssen, bis ich endlich mein Ziel erreichte?

Ich sitze am Meer und nichts ist zu hören als die Musik des Urwalds. Mir doch sehr fremde Tierrufe hallen herüber. Der Wind erzeugt Musik mit den Pflanzen und bewegt die Palmen wie von Geisterhand. Die Sterne spiegeln sich im

Meer, das vom Schein des Mondes silbern erleuchtet ist. Vom Wasser getragen erklingen in der Ferne Trommeln und fremde Rhythmen. Nun wird gesungen, getanzt, gelacht, geredet und den Sinnen freien Lauf gelassen. Es begegnen sich Körper in der Lust dieser Nacht. Alles ist friedlich, doch nicht in mir. Das Buch ist so weit geschrieben, die Wochen zwischen Schreiben und sinnlichen Freuden gehen zu Ende. Aber auch eine Zeit zwischen Jetzt und Früher. So befreit, lustvoll und in mir ruhend ich heute bin, so schwer war es in den letzten Wochen mitunter, nach hinten zu sehen, wo einmal so wenig Hoffnung und Zukunft zu sein schien. Ich meine die Zeit vor meiner ersten Operation.

Andro und die anderen hier umsorgen mich liebevoll, wie gute Freunde es tun, Marcia bringt mir eine Karaffe mit frischem Kokosnusswasser. Nach und nach lerne ich die Regeln der Tropen, sie sind mir so fremd. Unermüdlich und mit unendlicher Geduld lehrt sie mich Andro. Er schaut, wie es mir geht, und wenn ich eine Regel nicht einhalte, wie z.B. beim Anbrechen der Dämmerung Moskitoschutz dicht aufzutragen, dann erinnert er mich daran und ich kann es auch annehmen. Als ich krank war, half er meinem Körper mit dem, was hier zur Verfügung stand, um gesund zu werden. Ebenso schaut er, dass mein Laken frisch ist für die Nacht und meine Handtücher tagsüber trocknen, dass meine Vase auf dem Nachttisch Nachschub an frischen Blumen bekommt, mein Wasserhahn geht oder mein Müll für mich entsorgt wird. Mache ich das nicht immer alles zu Hause? Achtsam zu sein ist doch eher meine Aufgabe als Frau und Mutter, oder? Hier machen es andere für mich.

Das hätte ich früher grundsätzlich und als mich verweichlichend abgelehnt. Ich war immer die Starke, der Brecher und nichts schien mich wirklich zu berühren und umzuhauen – immer lösungsorientiert und drauf los. Durchaus gute Eigenschaften, doch völlig überzogen und meine Seele überfordernd. Meine innere Freiheit ist heute schon ganz anders als der tiefe Hass auf mich und mein verachtendes Verhalten gegenüber meinem Körper vor den Operationen. Ich merke, wie sich Hass und Verachtung in Achtsamkeit und Respekt verwandeln können. Es ist wirklich nicht einfach und birgt Rückschläge, aber es ist ein gehbarer Prozess, nicht nur fleißig für andere zu sein, sondern bei mir selber und meinen Bedürfnissen anzufangen: Wann ist etwas zu viel Arbeit, zu viel Nachdenken, zu viel Ballast? Wann muss ich eine Pause einlegen und mich selbst umsorgen und schützen? Wann will ich meine Lust spüren und bin gut zu mir? Wo ist die gute Grenze jenseits der ständigen Überforderung aus der Dickenzeit?

Andro hole mich um Mitternacht ab, ließ er mir ausrichten. „Wir gehen an den Strand", sagt er und ich frage nicht nach. Ich genieße den Zustand meines bewussten Vertrauens in einen anderen Menschen. Ich habe erfahren, dass er nur Gutes mir gegenüber empfindet, und ich weiß um seine Erfahrung, und dass ich bei ihm sicher bin wie in Abrahams Schoß. „Du hast zu viel Ballast auf dir", sagte er. Ich hatte schon gemerkt, dass ich immer gereizter wurde. Ja, es hat mich angestrengt, die letzten Wochen bis zu 10 Stunden täglich zu schreiben, zu überarbeiten, überdenken, diskutieren, klären, hinterfragen, verwerfen und neu zu gestalten, mich selbst zu klären bis zur Materie zwischen den Atomen. Ich spüre es körperlich, aber was will er um 24 Uhr? Ich arbeite ihm zu viel. Ich frage schon längst nicht mehr, was er vorhat, denn es ist immer was Besonderes, und ich mag das Überraschungsspielchen zwischen uns am Abend. Zudem habe ich so keine Zeit mühsame Abwehrreaktionen aufzubauen. Tatsächlich stellt er eine Schaufel hin, eine Bastmatte und einen Obsidian, einen steinernen Frauenschmeichler. Hm...? Mir wird schon etwas mulmig. Um Mitternacht wandert er mit mir wie in einer Prozession an den Strand und sucht ein Plätzchen im weißen warmen Sand. Wir setzen uns auf die Matte und er nimmt mich auf den Schoß, um mich zu schaukeln und mich zu halten. Das tut gut nach so viel Kopfarbeit. Ich genieße es geschaukelt, gestreichelt und geküsst zu werden, und die Nacht ist wunderbar. Langsam entspanne ich mich. Doch wozu die Schaufel? Wir haben uns die vergangenen Tage vermehrt darüber unterhalten, was mich früher verletzt hatte und was noch immer tiefe Traurigkeit in mir auslöst. Vermischt mit der Rückschau in meine Zeit als Extremdicke ergab dies einen Brei, der wehtat und mir fast die Fähigkeit nahm, weiter schreiben zu können. Es ging mir einfach nicht gut, meine Seele war so traurig geworden.

Dann endlich sagt er, dass er mich eingräbt. „Jetzt spinnst du aber wirklich! Das ist nicht dein Ernst!", entfährt es mir spontan. Er will, dass ich die mich belastenden Gedanken beerdige. Ich solle vom Heute immer weiter in das Gestern gehen und schauen, wie ich es miteinander verbinde. Ich solle das, was an Erinnerung hochkomme körperlich spüren und könne schreien, schimpfen, klagen, weinen, toben, wie es kommt. Aber dazu würde er mich nun einbuddeln.

Ich weiß, dass Andro alles macht, was er ankündigt und so fängt er nach gehörigem Protest von mir an zu graben. Ich merke, dass ich aus dieser Situation wohl nicht rauskomme: „Andro, das ist nun aber wirklich schräg!" Wenn ich ihm sage, dass er schräg ist, dann lacht er laut, denn da treffen sich in uns die zwei Richtigen – wir sind beide schräg. Er lacht und gräbt weiter. Er hatte mir vorher zugesagt, dass jetzt keine Schlangen mehr rumkriechen und auch die Moskitos Nachtruhe hätten. Er würde gehen, aber in Rufweite sein, um mich zu beschützen und bei mir zu sein, egal was nun an Gefühlen hochkommen würde. Ich solle zurückgehen bis zu dem Zeitpunkt, an dem die Trauer, über die wir gesprochen hatten, begann, und sehen, was da heute noch ist. Denn wir können meist die „roten Fäden" der negativen Erfahrungen von früher entdecken, die unser Verhalten im Heute noch immer auslösen. Sie sind festgeschrieben worden, haben nie den Kontakt verloren, schädigendes oder positives Verhalten, Fühlen und Erleben ist die Konsequenz des festgeschriebenen Früher im Heute. Ich kann nicht frei denken, fühlen und handeln, weil ich in alten Mustern denke, fühle und handle. Ich spüre es selber und es ist wirklich nicht schön, denn es macht mich unfrei, schränkt mich ein und beraubt mich der schönen Dinge, die es jeden Tag gibt.

Das Loch war gebuddelt. Da ich mir meiner ganzen Weiblichkeit bewusst sein sollte, hieß er mich noch, den Obsidian zu nehmen und in die Yoni (Vagina) zu tun. Natürlich unter entsprechendem Protest von mir, aber da kam ich nun grad mal nicht raus. Dann mit Lunghi in die Kuhle legen und zubuddeln lassen bis zum Hals. Bevor Andro ging, wischte er mir noch zärtlich den Sand aus dem

Gesicht und gab mir einen Kuss. „Na toll, klasse, einfach genial", rufe ich ihm etwas unmutig nach – da lag ich nun irgendwo auf einer einsamen brasilianischen Insel im Amazonasmündungsdelta, eingebuddelt im Sand, einen Obsidian in der Yoni, und schaute in den klaren Sternenhimmel. Ich hörte nichts Bedrohliches, bis auf einen Moskito, der aber verschwand, weil ihm wohl mein Moskitoschutz nicht schmeckte. „Wenn das nicht schräg ist!", brülle ich „und ein Moskito hält gerade die Nachtruhe nicht ein! Ich hoffe nicht, dass es auch nachtaktive Schlangen hier gibt! Außerdem habe ich Sand im Mund... Das glaubt mir zu Hause kein Mensch!"

Ich sah in die Sterne und eine Sternschnuppe nach der anderen kam vorbei. Mensch, so viele habe ich noch nie gesehen und vor allem nicht so klar an mir vorüberziehen. Ich hätte mir ständig was wünschen können, aber sie hatten in mir eine andere Wirkung. Sie sagten mir, dass ich mich darauf einlassen sollte.

Ich begann erst mal zu meckern, dann anzuklagen, dann zu schreien, dann zu weinen – über all die Traurigkeiten, die mich belasteten. Ich ging gedanklich immer weiter zurück in meinem Leben und ließ alles raus, was wehtat – es war zutiefst entlastend. Andro hatte ich vergessen und niemand sonst war hier und hörte mich, nichts an Gefühlsäußerungen brauchte mir peinlich zu sein. Ausweichen oder vor meinem Inneren weglaufen konnte ich nicht, weil ich bis zum Hals eingebuddelt war. Der Obsidian schien mich zu beruhigen. Wolken zogen auf und ließen kaum noch Sterne frei. Selbst sie wollten so viel Schmerz nicht hören. Ich erkannte, dass meine Reaktionen von meiner

Vergangenheit bestimmt waren, ich diese Erfahrungen in meine Persönlichkeit integriert hatte und mich diese Programmierungen lenkten.

Ich fragte mich, warum diese Gefühle von früher eigentlich heute noch so aktiv waren? Hatte ich sie mir selbst eingebrockt? Es schien so. Ich wusste, dass sich diese Einsicht erst einmal setzen musste. Langsam wurde ich wieder ruhig und innerlich frei und konnte mich dem angenehmen Gefühl überlassen, das jetzt von meiner Yoni ausging und sich in meinem ganzen Körper ausbreitete, ich entspannte immer mehr. Ich schloss die Augen und ließ mich einfach von den guten Gefühlen leiten. Mein Bewusstsein war sehr klar und ich merkte, wie sich eine sexuelle Erregung entwickelte und vom Becken aus in meinen Körper zu fließen begann. „Das ist genauso schräg", kam es mir kurz in den Sinn, aber der innere Friede machte mich frei und mein Becken auch.

Als Sitz meiner zentralsten Kraft war es nur logisch, dass sich die Yoni melden würde. Ich schloss die Augen und gab mich meiner Erregung hin, die mich wie zarte Wellen zu streicheln schien. Irgendwann küsste mich Andro, und grub mich aus. Na, nun hätte er auch noch ein wenig länger wegbleiben können! Nachdem ich mir anschließend Sand aus allen möglichen und unmöglichen Ritzen geduscht hatte, fiel ich in einen ruhigen Schlaf. Ich hatte ein Stück von mir gefunden.

ICH VERBRACHTE UNHEIMLICH VIEL Zeit damit, mich zu durchleuchten und zu hinterfragen, um noch weitere Verbindungen zu finden und zu klären, wie sie geschaltet waren. Alle Verbindungen meines Denkens, Fühlens und Handelns, die ich fand und die ich erforschte, brachten mich schließlich zu der mich faszinierenden Quantenphysik und -mechanik. Ich liebe die Erkenntnisse daraus; sie erklären immer wieder Räume, um neue Fragen stellen zu können. Interessant war für mich außerdem, dass sich ihre Erkenntnisse auf wundersame Weise mit der viele tausend Jahre alten tantrischen Lehre decken.

Ich fühlte mich auf meinem Weg bestätigt. Es geht nicht darum, Bescheid zu wissen, sondern sich des Mysteriums bewusst zu sein, dass ich eine von vielen Möglichkeiten bin. Unser Hirn macht keinen Unterschied zwischen den Dingen, an die wir uns erinnern, und denen, die wir gerade jetzt sehen und wahrnehmen. Das heißt, wenn ich jetzt etwas sehe, dann sieht die Vergangenheit immer mit. Vergangenheit und Gegenwart sind für unser Hirn eins. Auch wenn wir gerade etwas sehen oder wenn wir es uns nur vorstellen, werden die gleichen Hirnregionen aktiv. Was ist dann Realität?

Wir selbst schaffen uns eine Realität! Wir nehmen cirka 400 Milliarden Bits pro Sekunde an Informationen auf, aber nur 2000 Bits davon sind uns bewusst. Unser Hirn sortiert alle Eindrücke und wählt die aus, die uns am eigennützigsten sind. Es beschränkt sich dabei auf Informationen bezüglich des Körpers, der Umgebung und der Zeit. Doch was ist mit den restlichen Bits? Sie sind auch Realität, nur nicht die in uns integrierte. Wir schaffen uns demnach unsere Welt selbst. Unsere Hirnzellen sind miteinander in der Form geschaltet, dass wir nur erkennen, was wir für möglich halten. Schon in den

Spiegelzellen unseres Hirns wird vorsortiert und was wie gefiltert wird, ist dort festgelegt. Wir haben Optionen, die lebbar sein könnten, und andere Eindrücke, die herausgewaschen werden. Die Vergangenheit ist dabei gegenwärtig und nicht mehr beeinflussbar.

Gegenwart besteht aus Gedanken, Konzepten und Informationen. Durch Hinsehen schaffen wir Realität. Wir selbst wählen aus, wir selbst sind das Raster, sind Bewusstsein. Ich bin meine Atome, ich bin meine Zellen, ich bin meine Physiologie. Das Hirn lernt ständig aus neuen Erfahrungen und schafft Verbindungen, neue Optionen. Dazu vernetzen sich die Nervenzellen miteinander und üben diese Verbindungen ein.

Verbinde ich immer wieder gedanklich „Liebe ist Enttäuschung“, dann schaltet das Hirn diese Verbindung. Wenn ich mich täglich ärgere, immer frustriert bin, ein Opfer, dann denkt das Hirn, dass es richtig ist eine solche Verbindung zu schaffen und tut es. Wird diese negative Verbindung durch Wiederholung bestätigt, so verlernt das Hirn sogar, dass es auch andere Möglichkeiten geben könnte, z.B. „Liebe ist Lustgefühl“. Wenn ich dann mit diesen Hirnverbindungen meinen Tag gestalte, werde ich bedingt durch meinen Filter im Hirn auch immer diese Erfahrung machen. Doch es kommt noch schlimmer: Für die entsprechenden Hirnzellenverbindungen werden die dazugehörigen Hormone produziert. Dann kann ich mich auch körperlich enttäuscht fühlen, selbst wenn mir etwas Liebevolles begegnet. Je nachdem wie ich mich fühle, schaffe ich mir entsprechende Situationen. Ich sehe dann im Café das streitende Paar, das am Tisch gegenüber sitzt, und nicht das schmusende Pärchen am Nebentisch.

Der Körper gewöhnt sich an diese Hormone und wird süchtig danach, selbst wenn es negative Empfindungen sind; für das Hirn ist das völlig egal. Bekomme ich diese Hormone nicht, kann ich sogar selbst diese Hirnzellen verbinden, damit die vermissten Hormone produziert werden. Wir sind nur süchtig, weil wir nichts anderes haben; dem Hirn ist es egal, ob das Gefühl Wut oder Hass, Freude oder Lust ist. Es produziert die Hormone und wir schaffen die dazugehörige Realität. Ich kann mir aber auch neue Verbindungen denken, positive, sich gut anfühlende, bestätigende, fördernde. Ich kann das immer wieder machen, diese Verbindungen dem Hirn als richtig bestätigen, um sie nach und nach im Hirn zu schalten und das Hirn mit ihnen vertraut zu machen. Um neue, für uns gute Verbindungen zu schaffen, muss ich im Idealfall auf allen Sinnesebenen Neues erleben. Es sehen, riechen, schmecken, hören, berührend fühlen und eben auch erdenken – es kann also Neues entstehen.

Ich kann aus meinem Leiden herausgehen. Je öfter ich zum Beispiel liebevolle Berührung erfahre, Liebevolles höre und sehe, es mir erdenke, umso fester sind die neuen Verbindungen, entsprechend produziere ich mir die dazugehörigen Hormone, Gefühle, und gestalte so meine Realität. Niemand anderes hat Schuld an der Realität, die ich mir selbst erschaffe, ich kann Gestalter meines Lebens sein.

DA ICH ES MIR VORSTELLEN KONNTE, auch meinen Körper zu lieben, konnte ich mir einen Weg dazu gestalten. Ich konnte es mir auch deswegen vorstellen, weil seit 1999 eine Liebesbeziehung mein Leben bereicherte, deren Sinn ich nun verstand. Ich weiß bis heute nicht wie, aber er erschien in vollem weißen

Habit (Mönchsgewand) auf meinem Bildschirm. Sein Blick durchfuhr mich bis zum kleinen Zeh. Es war Padre Angelo aus der katholischen Kurie in Rom und er lud mich auf seiner Internetseite ein, mit ihm Kontakt aufzunehmen.

Wieso sollte ich das tun? Ich legte ihn erst einmal unter meinen Favoriten ab, um ihn in den folgenden Tagen gelegentlich wieder auf den Bildschirm zu holen, und immer ging mir sein Blick durch den ganzen Körper. Er sah gut aus, meine Sender als Frau standen auf Empfang, dass er viel älter war, zog mich eher an. Irgendwann schrieb ich ihn an, nicht so recht wissend wie und warum eigentlich, ich konnte ihm ja nicht sagen, dass mir sein Blick auf dem Bildschirm unter die Haut ging. Damals war ich noch extrem dick und stand mit dem Rücken an der Wand, von der Operationsmöglichkeit hatte ich noch nichts gehört. Er antwortete mir und es entspann sich eine sehr offene und herzliche Konversation, die immer vertraulicher wurde, und bald hatte ich ihm meine ganze Lebensgeschichte „gebeichtet".

Es stand ein Treffen an, denn längst waren wir Seelenverwandte und Vertraute geworden. Durch seine Lebenserfahrung lernte ich von ihm ständig und er gab mir Hoffnung, etwas verändern zu können. Es war schön, denn beim ersten Treffen bestätigte sich mein Empfinden und auch seines. Wir sprachen viele Stunden miteinander und er begleitete mich durch die folgenden Höllenjahre, in denen ich verzweifelt, depressiv und mitunter suizidal war. Er war auch da, als ich auf die Operation zuging und mich wandelte. Da er ständig durch die Welt jettete, waren Email und Internet unsere vertraute Plattform. Reale Treffen mussten geplant werden, mal in Deutschland oder ich war Gast in der Kurie in Rom. Es war etwas zwischen uns gewachsen und es war nicht mehr zu leugnen. Es war eine bestimmte Form von Liebe. Leider haben wir im Deutschen nur einen Ausdruck für Liebe, es ging aber von der *Agape*-Liebe über die *Philia*-Liebe und die *Eros*-Liebe.

Er zeigte mir durch seine Liebe, dass es möglich sein konnte, mich mit meinem Körper anzunehmen, wobei ich nie verstand, wie er das konnte. Wenn Padre Angelo mich berührte, dann heilte er alte Wunden, damit ich mir später vorstellen konnte, dass Berührung das möglich machte, und so Neues entstehen konnte. Es waren Anfänge, ein einfaches Buchstabieren von Gefühlen, noch ohne Hoffnung auf wirkliche Veränderung. Er schaffte eine Grundlage, damit ich viel später in eine wirkliche innere Entwicklung gehen konnte: die Reduktion meiner Körpermasse. Er machte sich die Mühe und Worte, die bisher nur Worthülsen waren, bekamen auf einmal eine Bedeutung: angenommen werden, mich geborgen fühlen und Vertrauen haben. Endlich konnte ich fühlen, was diese Worte bedeuteten.

Ich habe mich vom ersten Augenblick an in Rom zu Hause gefühlt. Rom war meine Stadt und ich liebte es, mit ihm abends zu den Andachten in Trastevere zu laufen. Ich liebte die schönen orthodoxen Gesänge und die Nächte mit dem guten Wein allerorten, den wir sehr ausgiebig und voller Liebe genossen. Alles hier schien Geschichte zu atmen und Padre Angelo wurde nicht müde, sie mir zu erzählen und mich weiter zu verzaubern. Ich genoss es, an den Wasserbrunnen, die überall in der Stadt stehen, meinen Durst zu löschen oder im Orangengarten, mit Blick auf die Vatikanstadt, auf ihn zu warten. Es war mein Ausflug aus der Adipositashölle. Ich fühlte mich verzaubert und konnte bei ihm auftanken. Wenn er mir ganz nah war und mich zärtlich streichelte, dann war ich nicht dick, ich fühlte mich normal und ich empfand etwas, das ich als Glück bezeichnete. Ich fing an, Gutes in meinem Leben für möglich zu halten.

Doch es war auch unsere Geschichte der „Dornenvögel". Ich lernte dabei Grundsätzliches über die Liebe: Wir sagen, dass wir einen Menschen lieben, aber praktisch berauben wir ihn der Freiheit und ketten ihn an. Wir sagen, dass wir einem Menschen vertrauen, und fangen an, ihn zu kontrollieren. Wir sagen, dass wir uns auf die Liebe einlassen, berauben sie aber ihrer Freiheit und stellen Besitzansprüche. Wir wollen, dass die Liebe weiterleben wird und Bestand haben kann, amputieren den Menschen, den wir vorgeben zu lieben, um andere Dinge, die er auch liebt, und lassen dadurch die Liebe unweigerlich sterben. Dieses Einengen bekam ich als Zukunftsvorstellung nicht auf die Reihe, es war für mich nicht mit mir vereinbar.

Die Beziehung zu Padre Angelo wurde so nah, dass ich mich entscheiden musste. Er liebte seine Arbeit und er liebte es, Padre zu sein. Nie wollte ich ihn beschneiden, ihn auf seine Berufung verzichten lassen und ihn unfrei machen und unglücklich – das war für mich keine Liebe. Liebe muss frei geben, um frei sein zu können. Liebe kann in Freiheit zusammenkommen und in Freiheit wieder gehen. Sie kann frei und verbindlich, sie kann frei und vertraulich, frei und Liebe sein, aber sie muss sterben, wenn ich beginne sie einzufangen, anzuketten, zu amputieren und sie zu kontrollieren. War es nicht der größte Liebesbeweis, den ich ihm geben konnte, ihm, der sich selbst so zerrissen fühlte? Der sich mir gegenüber nah und auch verantwortlich zeigte? Ich lernte durch ihn, was wirkliche Liebe ist, und so gab ich ihn frei, was für uns nur Distanz bedeuten konnte. Ich ging dennoch in Trauer, in lange Trauer über all das Schöne, Berührende, das Vertrauende und Annehmende, das ich durch ihn erfahren hatte. Ich habe diese Nähe sehr vermisst.

Es sollte einige Jahre dauern, bis ich wieder Menschen traf und einen neuen Platz fand, um die Freiheit der Liebe zu leben. Ich konnte aber auf diese Erfahrungen der Berührung und des Berührtseins nach der Operation zurückgreifen und ich konnte mir vorstellen, dass ich einen Weg finden würde, mich selber und meinen Körper spürbar und ganz real zu lieben.

Ich fand sie, die tiefe und weise, berührende und direkte Form von freier und doch verbindlicher Liebe.

9. Am Rande der Haut beginnt das Wunder

ICH GING NUN WIEDER AUF DIE SUCHE NACH ETWAS, das mir körperlich guttun würde. Ich wollte wissen, ob es für mich eine spürbare Versöhnung geben kann oder auch nicht. Ich wollte herausfinden, wie ich meine emotionalen Bedürfnisse befriedigen konnte. Ich war bereit einen Befreiungsweg für mich und meinen geschundenen Körper zu suchen, für meine verletzte Körperseele, und ich war zu weiterer Trauerarbeit bereit. Es unversucht zu lassen hätte für mich geheißen, mich aufzugeben, aber ich gebe ja nie auf!

Mit der Operation hatte ich meinen Körper vom Todesweg abgebracht und wieder ins Leben hinein, meinen Geist hatte ich gelehrt zu erkennen, was anerzogene Moral ist, was gesellschaftliche und familiäre Konditionierungen sind und welche Programme in mir gegen mich arbeiteten. Jetzt stand an, ein fühlender, berührender, berührter, liebender und geliebter Mensch zu werden und eine glückliche, weibliche, erotische und sexuelle Frau.

Scheinbar unendlich viele Jahre hatte ich gelitten unter nicht enden wollenden negativen Botschaften. Viele hatte ich verinnerlicht, sie eingebettet in mein psychisches System, das wiederum Negatives gebar. Ich hatte neue Denkmuster gefunden und neue Erfahrungen gemacht, die mich nicht verletzten, vielmehr mich meine eigentlichen Kräfte wirkungsvoll einsetzen ließen. Doch wie lautete einer meiner ersten Lehrsätze in den psychotherapeutischen Ausbildungen: „Emotio steht immer über Ratio!“ Ich konnte noch so viel erkennen, wenn ich meine Gefühle nicht befreite, meine Sehnsüchte nicht befriedigte, dann würde alles nur Schall und Rauch bleiben. Dieser Weg ist schwieriger als das Erkennen, denn Gefühle sitzen tiefer als das Denken, sie sind existenzieller verletzt und schwerer zugänglich.

Mein erster Weg führte zu Reiki und zu einem Reiki-Meister. Die Sitzungen fühlten sich gut an, ein angenehm wärmendes Gefühl, die spürbare Energie konnte ich nicht definieren, aber sie war da und sie war gut. Aber bald merkte ich, dass ich direkter und konkreter berührt werden wollte, meine Haut sehnte sich nach achtsamer menschlicher Berührung. Da sich der Reiki-Meister in mich verliebt hatte, waren seine Berührungen sehr aufmerksam und mitunter auch erotisch, ich spürte, wie sehr ich diesen Aspekt vernachlässigt hatte.

Sex war vor der Operation und mit diesem hohen Gewicht nicht mehr wirklich möglich. Hatte ich nicht andere Probleme? Mir war ängstlich zumute, dieses verletzte Thema meiner Geschichte anzugehen, fegte ich doch selbst in meinen Psychoanalysen sexuelle Themen mit einem Wisch vom Tisch. Nun aber war nicht zu verleugnen, dass Berührungen in mir eine Welle innerer Wärme auslösten, und das tat gut. Wenn er mein Gesicht streichelte, dann erwachte das sehnsüchtige kleine Kind in mir. Ich streckte mich seinen Händen entgegen und sog die Berührungen in mich ein wie eine Verdurstende das Wasser, endlich bekam ich in bisher nicht gekannter Intensität Nähe und Geborgenheit zu spüren – es tat mir außerordentlich gut, aber ich wollte keine Affäre mit ihm, sondern mich entdecken und erfahren.

Ich stieß in der Literatur auf Tantra, bislang mir durch das Kamasutra bekannt, Ritualanweisungen eines mehrere tausend Jahre alten Sexkultes. Die jahrtausendealten Texte sprachen mich an und verwirrten mich gleichzeitig. Ich befand mich in einer für mich sehr fremd anmutenden Welt des sogenannten rechts- und linkshändigen Tantra. Mich machte eher das linkshändige Tantra neugierig, weil dort Sexualität praktiziert wird. Sie wird sogar zum beabsichtigten Thema gemacht und ganz selbstverständlich genutzt. Das gefiel mir, weil es so direkt war. Was ich auch noch mochte, war die Einstellung, dass keine Rasse, keine Religion, kein gesellschaftlicher Stand, kein Geschlecht und kein Alter vom Tantra auszuschließen ist. Viele sehen im Tantra nur die Sexualität, aber es ist viel mehr, es wird die tiefste Energie des Menschen genutzt, die ursprünglichste, uns erschaffende Energie. Wir alle sind aus einer sexuellen Handlung und ihrem energetischen Feld entstanden. Das berührte mich in den tiefsten Tiefen meiner Seele und da wollte ich hin.

Wie sehr hatte ich Sexualität ausgeklammert in meinen Bemühungen um Heilung? Viele negative Erfahrungen waren da bei mir zu finden, zudem die anerzogene, überzogene und auch unnatürliche Moral, die vielen „Das darf man nicht, darüber redet man nicht" meiner Erziehung. Eine Enge, die den Grenzübertritt geradezu heraufbeschwört und unter dem Deckmäntelchen christlicher Moral versteckt. Wenn es nicht möglich ist, offen in den Familien und in der Gesellschaft über Sexualität zu sprechen, sie sichtbar sein darf, dann darf der Missbrauch auch nicht angesprochen werden, denn der häufigste Missbrauch geschieht einem Kind durch nahe Angehörige. Durch Menschen, denen das Kind vertraut und die eigentlich zu seinem Schutz und zur Wahrung seiner Integrität bestimmt sind. Kein Wunder, dass dieser Missbrauch lebenslange Verletzungen bedingt und die Grundmauern einer Psyche zum Einstürzen bringen kann.

Im Tantra ist die Sexualität offen, erwünscht und zeigt sich, da viele Rituale unter Zeugen stattfinden. Die Rituale sind im tantrischen Buddhismus festgelegt und können nicht nach unserem Belieben umgestaltet werden, daher schreibe ich auch nicht über sie, auch wenn ich sie selbst gelernt und gelebt habe; sie sind zum Teil geheime Rituale und grundsätzlich nur mit einer langen mentalen Vorbereitung auszuüben. Ihr Ziel ist die Überwindung eigener Grenzen und Denkmuster, die Befreiung von Körper und Geist.

Es geht nicht um Unterwerfung, sondern um die Verehrung des Göttlichen, nicht um Sühne und Glaube an einen alleinigen Gott und Schöpfer, dem man blind vertrauen muss. Es geht um die Überwindung des Leidens durch Selbsterkenntnis und das Wissen um die Eigenverantwortlichkeit. Es geht darum, dass ich Schöpfer meiner Wirklichkeit bin, und es geht um die Ursache und das Wirken meines Denkens. In diesem Sinne wird die Sexualität als eine gute Urkraft erfahren. Durch den tiefen Respekt vor dem Menschen, durch die aufmerksame tantrische Begegnung, holt Tantra die Sexualität aus seiner westlichen Dunkelzone heraus. Aus dem Mitgefühl allem menschlichen Sein gegenüber und der tantrischen Offenheit heraus ist es schwer möglich, einen Grenzübertritt durch Missbrauch oder Vergewaltigung überhaupt nur anzudenken. Er schließt sich aus sich heraus aus.

Ich denke da an die bei uns übliche Art mit Sexualität umzugehen. Mir fällt dazu die schnell anzustrebende, und nur vorübergehende, sexuelle Befriedigung ein, die Menschen zusammenbringt. Dabei muss die Qualität der Begegnung auf der Strecke bleiben. Ich denke an das Vorspielen von Gefühlen, an Vertrauensmissbrauch durch Unehrlichkeit, was die eigentlichen Bedürfnisse und Sehnsüchte angeht. Ich denke an die Lügen im Bett und das taube Gefühl der Pflichterfüllung. Dem ganzen stülpen wir noch eine Moral über und machen sie für uns passend. Ich bin erschrocken, denn all dies setzen wir im Alltag fort und wundern uns, dass wir mutlos, hoffnungslos, ziellos und einfach nur leer sind. Dieses sogenannte Normale fühlt sich für mich pervers an – das will ich nicht.

Im Tantra wird die Verehrung in der Handlung zum wesentlichen Aspekt meines Tuns. Es ist wie ein Gebet, eine Heiligung des Göttlichen in uns und gibt uns deshalb tiefe Befriedigung. Ich verstand, dass Tantra mich meinte, mit allem was ich bin: mit meinem Geist, meiner Seele, meinem Glauben, meinem Körper und mit meiner Sexualität. Mit all meinem Mangel, meinen unerfüllten Sehnsüchten und verletzten Gefühlen. In diese Welt wollte ich mich gerne begeben und ich wollte es erleben. Zumindest vom Kopf her war ich dazu bereit. Aber ich wurde auch ängstlich, denn wer auf dieser Erde würde mir, mit meinem geschundenen Körper, auf solche Weise begegnen wollen? Ich war optisch jenseits von allem Schönen, konnte noch nicht sehen, was an meinem Körper liebens- und berührenswert sein könnte. Ich dachte eher, das sei etwas für Menschen mit jungen, schönen Körpern. Aber für mich, mit meinen Gewalt- und Missbrauchserlebnissen und jenseits gelebter Sexualität? Meine sexuelle und damit auch körperliche Freiheit spielte sich nur in meinem Kopf ab. Wo und wer würde sich da finden lassen? Mit Operationsnarben überzogen und ansonsten hängender Haut? Oh, dieser Gedanke schien mir mehr wie die Quadratur des Kreises zu sein. Es würde ein Wunder brauchen.

Im Tantra gilt ein umgekehrtes Paradigma: „Du steigst, wodurch du fällst." Genau das, wovor die Moralapostel warnen, ist im Tantra der spirituelle Kristallisationspunkt zur Erleuchtung. Na ja, Erleuchtung musste es ja nicht gleich sein, aber meine Bedürfnisse befriedigen zu können, es zu genießen mich körperlich zu spüren, angefasst zu werden, wäre schon ein großer Fortschritt.

Ich fand im Internet etwas über Tantramassage. Eine für mich erst einmal nicht so intime und damit nicht so gefährlich anmutende Sache. Bei der Tantramassage wird jeder Zentimeter des Körpers verehrend berührt, damit der Berührte die erlebte Achtung seines Körpers auch für sich selber annehmen kann. Na, so was konnte ich sicherlich gut gebrauchen. Ich wollte es ausprobieren und suchte noch in den tiefen meiner Seele nach dem gehörigen Mut, denn ich müsste dafür nackt sein, das wusste ich – da ging mir die Muffe. Ich kam auf die Idee, meinen Mann erst einmal vorgehen zu lassen, und schenkte ihm eine Tantra-Massage. Er war sehr angetan und berührt, sodass ich mich traute und dann auch einen Termin machte.

ICH STAND ZUM VEREINBARTEN TERMIN in der Fußgängerzone vor der Klingel und schwitzte aus allen Poren vor Aufregung. Ich war mir plötzlich gar nicht sicher, dass ich es wirklich wollte. Ich wollte keinen entsetzten Blick mehr ertragen müssen, wenn mich jemand ohne Kleidung sah. Es ging mehr als nur um das Ablegen von Kleidung. Ich hatte unendliche Angst davor, dass der Tantramasseur mich sehen würde – ganz. Dann würde er vielleicht erkennen, dass ich auch emotional ausgehungert war, dass ich Nähe brauchte, spürbare Berührung, Geborgenheit und Schutz. Ich würde meine Verletzlichkeit zeigen – ein großes Risiko für mich! Ich musste mich entscheiden.

Als ich so zaudernd vor der Klingel stand, lächelte mich plötzlich ein Gesicht an. Es war der südländisch aussehende und sehr gepflegte F. Mit ihm hatte ich vorab schon telefoniert. Er fragte: „Iris?" Ich schluckte und augenblicklich fiel mir das Herz in die Hosentasche. „Ja", hauchte ich, denn meine Stimme war plötzlich weg. Er bat mich freundlich in die schönen warmen und ansprechenden Räume, ließ mich erst einmal Platz nehmen, bis ich wieder Luft bekam, und reichte mir ein Wasser. Er wäre derjenige, der mich massieren würde. Hm, er sah wirklich sehr gut aus. Er wirkte sehr maskulin und vertrauenserweckend, seine dunklen Augen hielten mich gleich gefangen. Das machte die Sache nur noch schwerer, denn er sprach meine Gefühle an. Ich duschte in aller Ruhe, zog mir einen Kimono an, der im Bad für mich bereitlag, und ging in das Zimmer, das er mir zu Beginn gezeigt hatte.

Es war sehr warm, darum hatte ich im Voraus gebeten, denn ich friere seit der Operation und brauche es sehr warm. Es standen überall Teelichter im Raum, sie verbreiteten eine heimelige Atmosphäre, das Zimmer war in Dunkelrot gehalten mit allerlei Tüchern, indischen Göttinnen und sonstiger Zierde. Auf dem Boden lag eine große Massagematte und darauf ebenso schöne indische Tücher. Wasser stand bereit auf einem Stövchen und ich erkannte Öle und andere Flaschen. Ich meinte eines davon als Gleitgel zu identifizieren und mir wurde wieder bange. Das waren wohl Utensilien, die zum Einsatz kommen würden? Ich überhörte fast die sanfte Musik, denn mein Herz schien lauter zu klopfen, als die Stereoanlage spielte. Ich schwitzte schon wieder und mein Zittern dürfte F. auch nicht entgangen sein. Eigentlich wollte ich nur schnell raus. Aber im Kimono auf die Fußgängerzone flüchten? Das ging nun echt nicht.

Vor mir auf der Matte saß in einem roten String F. im Lotussitz, lächelte mich an und sagte sanft, ich sollte mich doch ihm gegenüber setzen. Nun war der Schneidersitz nicht gerade meine bevorzugte Sitzhaltung, aber es würde wohl nicht ewig dauern. Er schaute mich ganz warm an, nachdem ich umständlich Platz genommen hatte und mit dem Kimono schnell meine Scham wieder bedeckte. Unsere Blicke blieben aneinander haften und es entging mir nicht, dass er mich ansehen konnte, so ganz direkt und liebevoll. Sein Blick war wirklich sehr weich und ich dachte so bei mir, dass er noch nicht wisse, wie ich aussah unterm Kimono, obwohl ich ihn vorgewarnt hatte – dann würde er wohl anders schauen! Aber er schien in meine Seele zu sehen, auf jeden Fall war da nichts Falsches oder Verstelltes in seinem Blick. Was hatte dieser Mann, dass er mich trotz seiner Schönheit so liebevoll ansehen konnte und ich eine Herzenswärme spürte, wo wir uns doch zum ersten Mal sahen und dann auch noch in solch einer Konstellation? Und das, obwohl ich ihm meine Geschichte erzählt hatte und auch, was auf ihn zukommen könnte.

Ich schien in seinem Blick zu versinken, so friedvoll war er. Da nahm er sanft meine Hand und hielt sie, streichelte sie bis zum Ellenbogen und wieder zurück, drehte und wendete sie.

Jeder einzelne Finger wurde von ihm massiert und gestreichelt. In völligem Schweigen schien er jeden Zentimeter von mir zu genießen. Er musste irgendwie verrückt sein oder verzaubert oder von einem anderen Stern. Ja, ich wusste, dass er gut ausgebildeter Tantriker war, aber was hieß das? Ich hatte schon genug ausprobiert, um einschätzen zu können, dass das hier in Ordnung war, denn so manches, was sich Tantra nennt in der Psycho- und Esoterikszene, hat damit gar nichts zu tun. Aber das hier war echt, ich spürte es. Hier war nichts Negatives zwischen den Zeilen.

Ich erwischte mich dabei, die Augenlider sinken zu lassen, um der Berührung besser nachgehen zu können. Für mich funktioniert es noch nicht so richtig, zu schauen und gleichzeitig tief in meine Gefühle zu gehen. Ich war sehr froh, dass jede Berührung wie in Zeitlupe verlief. Ich hatte so die Zeit, ihr innerlich nachzugehen. Da sich die Berührungen meist mehrfach wiederholten, nahmen sie mich gefangen, sie waren zart und voller Achtsamkeit. Ich erwischte mich dabei, es zu genießen. So zärtlich hatte mich noch nie ein Mensch berührt. Doch schnell öffnete ich wieder die Augen, denn ich wollte die Kontrolle vor diesem fremden Mann behalten. In seinem Gesicht war ein Lächeln, als wisse er, dass er dabei war mich zu verzaubern. Er schien jede Reaktion von mir zu genießen und lesen zu können wie in einem Buch. Puh, so nah kam mir bisher noch keiner! Meine Vorsicht und Abwehr schienen einfach davonzufließen. Er sagte, dass ich die Augen ruhig schließen dürfe. Nein, das würde ich bestimmt nicht tun! Seine Hände wanderten bereits auf die Unterschenkel und sie blieben sehr sanft. Er nahm meinen Fuß und massierte und streichelte ihn, jede Fußzehe wurde auch bedacht. Dann ergriff er den anderen Fuß. Nun kam das warme Wasser auf dem

Stövchen zum Einsatz, denn er merkte, dass meine Füße kalt waren. Er tauchte ein Tuch hinein und wärmte damit meine Füße. Meine Augen fielen schon wieder zu, ich genoss die Wärme und die Zartheit der Berührung. Meine Kontrolle schien nur noch im Kopf abzulaufen, denn mir waren die Berührungen viel zu angenehm.

Er ließ mich an Fläschchen mit Ölen riechen, damit ich wählen konnte, welcher Duft mir am angenehmsten war, damit würde ich dann massiert. Nun sollte ich aufstehen. Es bereitete mir größere Probleme, denn ich war schon so verzaubert und entspannt, dass es mir schwerfiel, meine Beine, Arme und den Rest meines Körpers zu sortieren und in die Senkrechte zu bringen. Er stellte sich zwischen mich und die große weiße Altbautür, nahm meine Hände in die seinen und sah mich an. Er sagte mir: „Für die nächsten Stunden passe ich auf dich auf. Du musst nichts tun, ich behüte dich, es kann dir nichts passieren." Das war der Hammer! Was sagte er? Er passt auf mich auf? Seit wann passt denn ein fremder Mensch auf mich auf und warum sollte er dies tun? Im Operationssaal war dies so, aber hier in der normalen Welt? Wie mit einem Pfeil traf er meine Sehnsucht nach Geborgenheit und Schutz. Es ist zwar die Grundeinstellung eines Tantrikers, der den anderen als göttlich empfindet und ihn so verehrt, wie er ist – mit und ohne Narben. Aber hier, ganz real, haute es mich um. Ich hätte weinen können, weil ich mich so angenommen fühlte. Ein Gefühl tiefer Rührung, tiefen Berührtseins erfasste mich. Wie lange hatte ich das ersehnt? Ich hatte die Hoffnung begraben, dass ich das in diesem Leben und mit diesem Körper noch mal erfahren würde. Es gab mir zu denken, dass ich dies von einem mir fremden Mann zu spüren bekam. Hatte ich mich geöffnet und mir dies erlaubt?

Er drehte mich um, fasste mich an meinen Schultern und ich lehnte mich mit dem Rücken an ihn. Seine Arme umfassten meine Taille und er wog mich sanft. Ich fühlte mich geborgen. Langsam löste er die Umarmung, ohne den berührenden Kontakt aufzugeben, und umrundete mich wie eine Spirale, dabei glitten seine Hände über meinen ganzen Körper. Upps!!! Auch über die Scham – und es schien ihm nichts auszumachen. Es war Absicht! Ich hatte vor der Massage mit ihm geklärt, dass ich keine genitale Berührung wollte, denn das konnte man auch haben, aber das war mir dann doch zu intim. Vor Beginn der Massage hatte er mir noch mal gesagt, dass ich mich jederzeit noch für oder gegen eine Yonimassage (Vaginalmassage) entscheiden könne. Diese Vereinbarung war für mich okay. Aber ein bisschen erschrak ich doch, als er die Scham berührte und langsam meinen Kimono öffnete und die Zartheit der fallenden Seide meinen Körper streichelte. Hm, das war einfach schön.

Mir blieb die Luft im Hals stecken, denn nun sah er mich nackt, mit der noch überschüssigen Haut und den Narben. In mir kam Panik auf, würde ich in seinem Gesicht einen Schreck erkennen, Scheu, Abwehr oder schlimmstenfalls Ekel? Würde er nun seine liebevolle und achtende Haltung verlieren? Würde er aus dem Zimmer rennen, gar flüchten? Alles wäre zerbrochen in einem solchen Moment.

Es war mir, als würde sich das Fortbestehen der Erde in Bruchteilen einer Sekunde entscheiden. Nichts schien ihn aber zu beunruhigen, nichts unterbrach den Fluss seiner Berührungen, nichts zerstörte mein Gefühl angenommen, gehalten und geschützt zu sein. Er hatte vorab schon gefragt, ob mir das Berühren der Narben wehtun würde, aber damit habe ich keine Probleme. So vollendete er die Spirale, indem er mich umrundete und bei jeder Runde ein wenig tiefer um mich herum ging. Dann verbeugte er sich vor mir und legte den Kimono beiseite.

Im Tantra wird die Frau zur Göttin Shakti und alles an ihr ist verehrenswert, denn sie ist göttlich, sie ist die sakrale Energie und Schöpfungskraft. Der Verehrung ihrer Yoni (Vagina) gebührt besondere Aufmerksamkeit, sie ist der Lotus. Der göttliche Mann, Shiva, verehrt die göttliche Shakti. Shiva ist gleichzeitig Zerstörer und Erneuerer. Sein Lingam (Penis) wird in der Form des *Vajra* verehrt, einer Darstellung des Phallus, auch Diamant genannt. Der Diamant steht im Lotus der Shakti, beides zusammen, Diamant und Lotus, ist Sinnbild für die Vereinigung der weiblichen und männlichen Kräfte, man nennt es auch *Shivalinga.* Aus ihm entsteht neues Leben und Lust, er ist der zentrale Schöpfungsakt. Diesen verehrenden Blick sah ich in F.s Augen. Er schien etwas anderes zu sehen als schlabbrige Haut und Narben. Es musste etwas sein, das ihn selber erfasst hatte. Mir war es aber irgendwie immer noch sonderbar, wie er es so und vor allem in dieser Weise tun konnte. Ich spürte ein Meer an Sehnsüchten in mir aufbrechen, das mich zu verschlingen drohte.

Nackt legte ich mich nun auf den Bauch. Er ölte mich ein und seine Hände massierten mal sanft, mal stark meine ganze Haut. Nie ließen seine Hände den Kontakt mit meinem Körper abbrechen; sie glitten über die Schultern, die Arme hinunter und auf der Innenseite wieder hoch, um schließlich an meiner Seite hinunterzulaufen, sich über dem Po zu treffen und gemeinsam wieder aufzusteigen. Mir wurde zunehmend schwindelig und ich hatte längst die Augen geschlossen, mein Inneres spürte nur noch den Berührungen nach. Ich merkte, wie ich unter diesen Berührungen mehr und mehr in mir entspannte: Die Geräusche verschwanden, selbst das Zimmer schien sich aufzulösen, ich war geborgen und behütet und selbst F. wurde auf einmal unwichtig. Er wurde zum Vermittler eines unbekannten Aspekts meines Seins. Mein Geist fand sich in sich selbst wieder und es gab nur noch mein Wohlfühlen. Es schien mir mehr eine Meditation als eine Massage zu sein.

Ich fing an zu schnurren. Das hatte ich noch nie getan! Kein Wunder, denn so hatte mich auch noch nie jemand berührt, gestreichelt, massiert. Lustgeräusche waren für mich das Eingeständnis, dass ich mochte, was er tat. Meine Laute schienen ihm recht zu sein, denn er ging mit mir in einen schnurrenden Dialog. Je nachdem wie ich durch Äußerungen meinem Wohlgefühl Ausdruck gab, umso mehr intensivierte er an der entsprechenden Stelle seine Berührungen. Meine Seele fühlte sich nur noch wohl und fing an „Gefühl zu essen". Mein wohliges Wimmern verstärkte sich, als er mich oberhalb meines Pos schaukelte. Hier war eine Stelle, die mich erregte. Er massierte meinen Po und seine Hände glitten in die Ritze. Ich hatte bislang noch nicht bemerkt, dass ich an dieser Stelle für Berührungen so empfänglich bin.

Wann war denn nun eigentlich der Zeitpunkt reif, um mich für oder gegen eine Vaginalmassage zu entscheiden? Diese Gefühle waren real, sie nährten mich, es waren große Happen, sie verzauberten mich, ließen mich fliegen. Ich empfand Lust und Erregung und all das war so schön, dass ich den Zeitpunkt meiner Entscheidung hinauszögern wollte. Na, eigentlich wollte ich mich schon gar nicht mehr entscheiden müssen, denn alles war einfach da und rein. Ich wollte einfach nur genießen, was ich in dieser Form noch nie erlebt hatte. Seine

Hand blieb oberhalb des Pos ruhen und er sprach leise in mein Ohr: „Wenn du willst, dann kannst du dich umdrehen."

Er setzte sich an meinen Kopf und massierte mein Gesicht, meinen Kopf, meinen Hals. Es tat so gut, dass ich mich seinen Berührungen entgegenstreckte. Immer wenn er dies merkte, dann intensivierte er die Berührung, verblieb und ließ es mich auskosten. Ich konnte quieken, spielen und fand Erwiderung. Ich fühlte mich wie ein Kleinkind, das sich der beständigen elterlichen Liebe gewiss ist. Ich lachte wegen seiner Antworten in Form von Berührungen – die Zeit war stehen geblieben. Wieder konzentrierte ich mich auf die Hände und was sie mit mir machten. Wieder flog ich davon in eine andere gute Welt. Ein sonderbarer Zustand, denn er war gut und weiter nichts.

Die Hände glitten über meine Brüste den Bauch hinunter bis zu den Füßen, um sich an den Innenseiten entlang wieder über meiner Brust zu vereinigen. Mal blieben sie kreisend am Bauch stehen, der Kreis vergrößerte sich und verlagerte sich zum Unterbauch hin. Ich überstreckte den Kopf und ein tiefes lustvolles Stöhnen entglitt mir. Es machte mir nichts mehr aus, da er völlig ohne Scham und ohne eigene sexuelle Absicht meine Brust und meinen Bauch massierte. Er glitt mit seinem ganzen Körper über meinen, und meine Atmung wurde tief und schwer vor Lust. Meine Rolle war passiv und doch hätte ich ihn so gerne umfasst und ihn in Wollust übermannt.

Er rückte sanft meine Beine auseinander und kniete sich schweigend dazwischen. Ich wurde sehr aufgeregt, was denn nun kommen würde. Er spürte es. Er massierte wieder meine Beine bis zur Brust, verblieb am Bauch, um wieder den Kreis zu vollenden. Der Kreis, den er zog, wurde immer enger und wie zufällig berührte er den Schamhügel, massierte den Unterbauch. Nun wäre es Zeit für mein Stopp, fuhr es mir zwischen meine Träume. Wie ein seltsamer Gedanke stand es nun da, denn alles war doch einfach nur wundervoll. Nichts war hier, was zweideutig oder übergriffig wäre. Nichts von all dem Schlechten meiner Vergangenheit trübte mein Empfinden. Es war gut so. Ich hatte gelesen, dass ein Mensch in Lust keine Angst hat, ich war grade an diesem Punkt: keine Angst! Schamfrei, schön, erregt, fühlte ich mich zutiefst bei mir, war mir so nah, wie ich es mir nie hätte vorstellen können. Ich wollte diese guten Geister nicht verscheuchen. Der Gedanke mit dem „Stopp" verhallte im Nichts.

F. merkte, dass ich mich weiter entspannte, und so glitt er wie zufällig zwischen meine Schamlippen, blieb dort und schien zu erforschen, was es an diesem Ort an Schönem gibt. Er merkte sofort, ob es mir gefiel oder nicht, und führte mich von einer Welle der Erregung in die nächste. Ich hatte inzwischen völlig die Kontrolle über meine Atmung verloren, über das Jetzt und überhaupt über alles, was irgendwie rational zu erreichen war. Was ich erlebte, war eine Anhäufung von Wohlgefühlen, die mir selbst entsprangen. Plötzlich steigerten sich meine Beckenbewegungen und mein Verlangen, meine Atmung wurde stark und schnell. Mein ganzer Körper war erfüllt von Empfindungen. Ich war am „point of no return" – und ich wollte auch nicht mehr zurück. Die Hände von F. schienen eine Einheit mit mir eingegangen zu sein. Alles in mir war Energie und sie wollte überfließen, mich umfließen. Ich hatte mich in die Matte verkrallt, als sich in einem lauten Schrei und Aufbäumen der Höhepunkt löste und nicht aufhören wollte. F. strich beständig von meinem Becken über die Brust in die Arme, als wolle er diese Gefühle allen Zellen gönnen und zuführen.

Irgendwann hatten seine Hände auf meinem Schamhügel zur Ruhe gefunden. Als er merkte, dass meine Erregung sich beruhigte, deckte er mich mit einem dünnen Tuch sanft zu und legte sich neben mich, bis ich wieder im Hier und Jetzt angekommen war. Und das hat gedauert.

Als ich die Augen geöffnet und mich aufgesetzt hatte, kniete er sich vor mich, legte die Hände vor seiner Brust zum Gruß aneinander, verbeugte sich und sagte: „Tanheyvat – Danke, dass ich dir in dieser Weise begegnen durfte."

Benommen dachte ich noch, wie er sich denn bei mir bedanken kann? Ich hatte zu danken. Er konnte nicht wissen, dass dies für mich einmalig war, oder doch? Später einmal sagte er mir, dass er es wusste und er mich beschenken wollte. Mein Herz war voller Glück und Dankbarkeit. Ich war zutiefst berührt, dass er mich so annehmen konnte. Ich spürte eine Art Sättigung in mir, die ich so nicht kannte. Ich war stolz auf meinen Körper und darauf, dass er mir solche Gefühle geben konnte. Ich duschte mich und zog mich an, ohne es wirklich mitzubekommen. Zum anschließenden Gespräch war ich gar nicht in der Lage, ich wollte alleine sein. Auch das war in Ordnung und ich ging.

IN DEN FOLGENDEN TAGEN war ich damit beschäftigt, dass ich mich gesättigt fühlte. Ich war berührt worden, innerlich und äußerlich, hatte in mir Welten entdeckt, die ich gar nicht kannte. Ein gewisses Lächeln hatte Einzug in meinem Gesicht gehalten. Ich ging viel offener und sensibler mit meinen Mitmenschen um. Langsam konnte ich mir vorstellen, dass auch ich mich mit meinem Körper gut fühlen kann.

Ein mir fremder Mensch hatte mir dabei geholfen. Ich nahm es an und in mir auf, wie zart und doch kraftvoll ich sein konnte, wie vollkommen und angenommen ich mich fühlte. Ich fand es fast schon verrückt, dass ich nach so vielen Jahrzehnten meines Lebens endlich anfing spürbare Antworten zu finden. Von da an gab ich mir ganz bewusst immer wieder solche nährenden Massagen, um mich weiter anzunehmen, mir Nähe und Geborgenheit zu geben.

Doch immer wieder erwischte mich der Alltag, in dem es ein solches Nähren nicht gab. Das machte mich traurig und eine große dunkle Wolke zog über meine Seele, ich trauerte über den Mangel an guten Gefühlen und war unglücklich. Ich verwaltete den emotionalen Mangel und wusste, dass ich ein beständiges Nähren in meinem Alltag finden musste. Ich wollte lernen mich vor allem selber zu nähren, mit all dem, was ich tief in mir brauchte.

Ich wusste, dass Andro Rothe das „rote oder auch linkshändige Tantra“ von Indien nach Deutschland gebracht und es zu einer für westliche Menschen lebbaren Philosophie transformiert hatte. Er hatte unter anderem auch die Tantramassage entwickelt, die mich so berührte – ich musste an diese Quelle. Ich wollte von dem Menschen lernen, der damit seit Jahrzehnten arbeitet und es lebt. Seine Lebenserfahrung, seine Erfahrung als Sexualtherapeut, Tantrameister und Zenmönch und auch die Direktheit, für die er bekannt war, sprachen mich an. Ich wollte keine Tabus mehr, ich wollte mich ungeschminkt und direkt fühlen. Ich hatte schon so viele Höllen durchlebt, unvorstellbar für die meisten Menschen – ich hatte nichts zu verlieren. Ich nahm Kontakt zu ihm auf und wir machten einen Termin für eine erste Begegnung aus; ich fuhr für zwei Tage zu ihm nach Berlin. Andro hatte den Ruf, sehr direkt auf alles zuzugehen. Er war der Provozierendste, den ich mir aussuchen konnte, aber innerlich wusste ich, dass ich das suchte. Für ihn wäre ein „Ich kann nicht“ nur ein „Ich kann so nicht“ und er ruhte nicht, bevor er einen gehbaren Weg gefunden hätte. Das fand ich trotz meiner Aufregung beruhigend, denn in mir gab es viele „Es geht nicht“.

Nun war ich also in Berlin und hatte bei Andro nach langen Gesprächen die erste Massage. Er wollte sich ein Bild von meinem Körper machen. Was wo, wie ist und gehen würde oder nicht. Jede Zuckung, jedes Reagieren oder Nichtreagieren schien ihm eine Geschichte zu erzählen. Ich spürte meine Angst aufgrund der direkten Berührung, war durcheinander und Tränen der Traurigkeit wegen früherer Grenzüberschreitungen spülten an die Oberfläche. Andros Worte waren immer: „Dies ist jetzt so und dies darf so sein.“ Verdammt, aber so wollte ich nicht sein! Ich wollte wissen, wie ich mich nähren kann, und nicht, was alles ängstlich, verletzt und traurig ist.

Wie heißt es im Tantra: „Alles was hier ist, ist die Wirklichkeit, was nicht hier ist, ist Nirgendwo.“ Was in der Arbeit mit Andro erst einmal hochkam, waren meine zahlreichen seelischen Verletzungen und Schmerz; das war meine Wirklichkeit, und sie gefiel mir gar nicht. Ich erlebte, dass jeder Schmerz, jede Frage, jede Orientierungslosigkeit, jede Scham sein durfte. Lange verdrängt und geleugnet, schienen sich die unendlichen Verletzungen meiner Geschichte mit jeder direkten Berührung offenbaren zu wollen. Ganz langsam entwickelte sich ein tiefes Annehmen meines Seins. Nur manchmal ärgerte es mich, dass es ihm so viel leichter zu fallen schien, mein Ungenügen anzunehmen, als mir selber.

Wieso war ich nur so streng und ungerecht zu mir? War ich dann auch so zu anderen? Oh, ich mochte mich so gar nicht. Aber ihn brachte rein gar nichts aus der Ruhe, nie wertete er, alles durfte sein. Dieser Tantriker machte es mir vor, indem er mir einen geschützten Rahmen gab, in dem ich mich erfahren konnte mit all meinen Schatten, und der dafür sorgte, dass mir im Außen nichts passieren oder Negatives widerfahren konnte. Ich erlebte mich ungeschminkt, aber wer will das! Er sieht mich ungeschminkt und umsorgt mich dennoch, was ist das für ein Mensch? Wir sind fast unverblümt miteinander, sehr direkt und ziemlich von dieser Welt. Aber alleine, dass ich so sein darf, wie ich bin, wirkte heilend. Wenn der Schmerz zu groß wurde und Worte nicht reichten, dann hielt er mich, streichelte mich wie ein Kind, barg und schützte mich.

Einmal kam er spät abends in mein Zimmer und hieß mich, mein Bett zu machen für die Nacht. Ich war sehr aufgeweicht an diesem Tag und fühlte mich sehr verletzlich, wie ein dringend zu bergendes Kind. Wusste er das? Ich solle mich ausziehen und hineinlegen, sagte er. Für einen Tantriker ist Nacktsein ganz selbstverständlich, also tat ich es. Er nahm sich eine Lampe, legte sich ebenfalls nackt neben mich auf den Bauch, zog seine Lesebrille auf, die ihn sofort sehr weise erscheinen ließ, und fing an, mir Gedichte vorzulesen. Ich sah ihn von der Seite an und beobachtete ihn. Noch nie in meinem Leben hat mir jemand vorgelesen, vor allem nicht so. Ich war in diesem Augenblick das geborgenste Kind, das ich je hätte sein können. Ich kuschelte mich an ihn, und nur weil ich nicht wollte, dass dieser Zustand ein Ende hatte, wagte ich nicht einzuschlafen. Nach langer Zeit drehte er sich um, nahm die Brille wieder ab, dafür mich in den Arm, streichelte mir über den Kopf, gab mir einen Kuss auf die Stirn und sagte mir „Gute Nacht!“. Ich hatte etwas erlebt, das mir als Kind leider verwehrt worden war, und wieder heilte etwas in mir. Die nächsten zwei Tage waren mit intensiver Trauerarbeit gefüllt und dem Verabschieden der schlechten Überbleibsel aus meiner Kindheit.

Nach und nach veränderte sich meine innere und äußere Haltung und längst hatte es Auswirkungen auf mein ganzes Leben. Wenn alles so da sein darf, wie es ist, und alles Teil des Weges ist, den ich in diesem Leben zu durchleben habe, dann war alles genau so richtig. Dann bin ich richtig. Dann ist mein Platz in dieser Welt richtig. Dann bin ich als Frau und als Therapeutin etwas Gutes und darf anderen Menschen begegnen und sie auf ihrem Weg ein Stück begleiten. Ich darf als Mensch verletzlich sein und mich nach Halt, Angenommenwerden, Geborgenheit und Verständnis sehnen, darf mich an meinen guten Eigenschaften, meinem Können, Wissen, meinem Fühlen, meiner Körperlichkeit und meiner Sexualität erfreuen. Aber ich bin auch angenommen mit meiner Trauer, meinem Unvermögen, meiner Begrenztheit und meiner Bedürftigkeit. Dann kann auch ich anderen begegnen und sie annehmen, wie sie sind, um von ihnen wieder zu lernen und zu erfahren. Ich darf mich also über jeden Menschen freuen, der meinen Weg kreuzt, und mir gewiss sein, dass es nun gerade richtig ist.

Im Tantra heißt es: „Erlange Vollkommenheit in allen Sinnesbewusstheiten und verehre jeden Aspekt ihrer Erscheinung als Inkarnation des Göttlichen, das in dir ist.“ Alle Sinnesbewusstheiten? Na, da gibt es doch welche, die ich gerade hatte und gar nicht so nett empfand. Dies soll auch göttlich sein? Ich merkte schon, dass von Andros Seite keine Bewertung kam. Dieses grundsätzliche Annehmen tat mir gut und veränderte mich, aber es als etwas Göttliches sehen? Puh, was denn noch alles? Aber ist es nicht gerade meine eigene Verletzlichkeit und meine Schwäche, die mich demütig und verständig gegenüber anderem Leiden sein lässt? Mein Ungenügen mich beim Ungenügen anderer versöhnlich stimmt? Ich ertappe mich dabei, dass ich anders zu denken beginne. Ich wurde angenommen in meinem Schmerz, gehalten in meiner Haltlosigkeit, gestreichelt mit meinen Tränen, und meine Grenzenlosigkeit wurde mit Schutz beantwortet. Mein „Ich kann nicht" verwandelte sich in ein „Aber so kann ich". Langsam begann ich mich lieben zu lernen. Zog ich nicht einst aus, um mich lieben und achten zu lernen?

Tiefe Lust und reife Liebe sind für Tantriker Bewusstseinszustände, die jenseits unserer üblichen Definition von Beziehungen und auch Sexualität stehen. Es sind Erfahrungen, die uns von Ängsten und Hassgefühlen befreien und unsere egoistischen Motive in Mitgefühl für alles Lebendige umwandeln können. Das Leben kann wundervoll sein, wenn wir lernen, klar zu handeln. Verehrung und Intelligenz sind für die Tantriker Tugenden, die man trainieren kann. Das fängt damit an, dass wir uns entscheiden, für unser Leben die volle Verantwortung zu übernehmen. Nicht die anderen sind schuld daran, ob es uns im Leben gut oder schlecht geht, sondern wir selber schaffen auf Grund unseres Denkens Strukturen, in denen sich dann das Leben ereignet, mehr oder weniger erfüllend, je nachdem wie klug und liebevoll wir an das Erzeugen dieser Strukturen herangegangen sind.

Das gilt für das Individuum genauso wie für die Gesellschaft. Zutiefst humanistisch, lädt Tantra uns ein, uns selber zu verehren und unseren Mitmenschen mit Mitgefühl zu begegnen.

Am Anfang steht die Entscheidung, unsere Mitmenschen ganz zu verstehen, um mit ihnen dann eine poetische Reise in die Tiefen des Unbewussten anzutreten. Wenn wir in der Sexualität und in der Liebe, ja im Leben als ganzes, Hingabe und tiefes Glück erfahren wollen, lohnt es sich, unsere Vorurteile und Vorbehalte aufzugeben, die wir uns in unserer oftmals Lust unterdrückenden und lieblosen Vergangenheit antrainiert haben.

Es lohnt sich, falsche Schamgefühle aufzugeben, zugunsten einer spielerischen Betrachtung unseres Alltags, in dem auch die sexuelle Lust durchdrungen ist von Klarheit und Mitgefühl, voller Verehrung des Lebens. Lust und Herz, die in Wahrheit niemals getrennt sind, werden wieder als vereint empfunden. Diese Vereinigung ist zentrales Ziel im Tantra, sie ist nicht auf die Sexualität beschränkt, aber sie ist ein gutes „Fahrzeug".

Die Wissenschaft hat längst herausgefunden, dass eine Vielzahl an Hormonen, die während des Sexaktes im Organismus ausgeschüttet werden, unsere seelische, körperliche und geistige Gesundheit nähren. Es gibt das Liebeshormon Oxytocin, die wach und glücklich machenden Endorphine, die hautpflegenden Östrogene und muskelbildenden Testosterone. Tantriker dehnen auch aus diesen Gründen den Sexakt über längere Zeiträume aus, bis diese Hormone ausgeschüttet werden.

Doch vor höheren Zielen steht erst einmal an, mich selber annehmen und lieben zu lernen, es war noch immer ein hartes Stück Arbeit. Eines Tages stellte mich Andro vor einen Spiegel, nackt. Ich sollte mich ansehen. Ich schaute in das Bild und spürte Ekel, ich fühlte mich hässlich. „Schau dich genau an und sieh nie weg." Der hat gut reden, dachte ich mir. „Was sehe ich?

Ich sehe einen Körper mit Geschichte, mit Narben." Er sagte: „Wenn du nicht lernst, diesen Körper so, wie er ist, anzunehmen, ihn selbst zu verehren, dann kannst du keine wichtigen Schritte vorwärts tun." Ich stand lange vor diesem Spiegel und rang um jeden Zentimeter, manchmal bis zum Erbrechen. Aber ich machte es, ich ließ es geschehen. Ein anderes Mal bekam ich alle Narben mit Blumenmustern bemalt. Er sagte: „Es kommt darauf an, wie du die Narben ansiehst." Tatsächlich, es sah schön aus, und das Bild steht noch heute auf meinem Schreibtisch. Es kommt auf meine Sicht an. Ich schaute mich müde daran, und erkannte das eine oder andere an mir, das ganz in Ordnung war. So langsam versöhnte ich mich mit meinem Körper.

Da ertönte wieder Andros Stimme: „Versöhnung reicht nicht! Du musste dich lieben können. Wie willst du dich mit anderen Menschen vereinigen und dich nähren, wenn du dich selber nicht liebst?" Ich war in einem Raum mit vielen Spiegeln an den Wänden. Auf dem Boden lag eine Massagematte. Ich sollte mich ausziehen und mich über Stunden selbst streicheln. Ich sollte erspüren, wo ich mich wie anfühlte. Hm, eigentlich habe ich das tatsächlich noch nie gemacht. Ich wusste nicht, wie sich meine Haut da und dort anfühlte. Ich begann mich zu erforschen, fühlte mich stehend, liegend, kniend in allen möglichen Positionen. Ich erspürte Unterschiede: An jedem Körperteil fühlte ich mich ein wenig anders an. In mir wuchs ein Lächeln, Verwunderung, Respekt. Narben hin oder her, ich fühlte mich einfach toll an!

Es war aber immer noch nicht genug. Wieder kam seine Stimme: „Du bist immer nur in einem Teil deines Körpers, in den Beinen oder oben. Was ist mit deinem Becken, darf es nicht da sein? Wie willst du ganz sein, wenn du dich nicht ganz fühlst?" Ich stand also wieder einmal vor dem Spiegel. Ich sollte mein Becken kräftig nach vorne und hinten schlagen. Immer rhythmischer und kräftiger zog mich die Begleitmusik ins Tun. Der heruntertropfende Schweiß ließ schon kleine Seen um mich herum auf dem Boden entstehen und plötzlich war es da: Ich spürte ganz klar eine Linie von den Beinen durch mein Becken in den Oberkörper und den Kopf. Ich war begeistert: All das bin ich! Ich genoss dieses Gefühl, und immer wenn der Wind durch meine Beine weht und meine Yoni und den Po streichelt, dann denke ich daran und freue mich, dass ich überall in diesem Körper anwesend sein darf.

Einmal kam ich völlig frustriert und voller Angst zu einem Treffen mit Andro. Ich hatte einfach Angst, den Ansprüchen anderer und meinen nicht gerecht werden zu können. Es waren zu viele, ich war gestresst, überfordert und voller Ängste. Andro sagte: „Dann nimm doch das Mittel gegen die Angst, das dir dein eigener Körper geben kann." Er erklärte mir, dass in einem Zustand sexueller Lust keine Angst da ist. Wenn sonst auch jede Menge Angst da sein kann, in der Lust ist sie weg. Ich war mehr als skeptisch und wühlte in meinen Erinnerungen. Er schien recht zu haben, ich probierte es aus. Hatte ich Angst den Tag nicht bewältigen zu können, dann stimulierte ich mich morgens bis zum Orgasmus. Der Tag wurde dann immer ganz gut. Ich lernte, dass ich selbst in der Öffentlichkeit ein Mittel hatte. Ich ging mit gezielter Atmung in erotische Fantasien und entspannte, erholte mich. Ich hatte inzwischen schon so einiges Erotisches und Sexuelles erlebt und konnte mir diese Bilder abrufen. Ich setze dies heute als ein natürliches Mittel ein, um negative Gefühle zu transformieren.

Wirklich aus der Ruhe bringt mich nur noch selten etwas. Bin ich in Lust mit mir selber, so kann ich mich halten, mich streicheln, beruhigen und trösten. Ich kann mir in meiner Lust Freude und Zufriedenheit geben. So langsam bekam ich Handwerkszeug für den Alltag. Ich schuf mir Inseln, die mich emotional entlasteten, schützten oder nährten. Mein Alltag begann liebenswerter zu werden. Bei Angst und Stress ging ich in erotische Fantasien oder stimulierte mich. Wenn ich mich zu verlieren drohte, mir mein Gefühl für mich verblasste, dann gab ich mich Becken schlagend orientalischer Musik hin. Wenn ich Berührung brauchte, dann organisierte ich sie mir. Ich empfand mich als sehr kreativ. Aber sobald ich für ein Bedürfnis eine Lösung fand, taten sich neue auf. Ich wollte meinen Horizont, und somit meinen Handlungsspielraum erweitern: Ich brauchte weitere Erfahrungen.

Nachdem ich die Verehrung des Göttlichen in mir gelernt und erfahren hatte, wurde es mir wichtig, dies auch in den Menschen zu sehen und zu verehren, die mir begegneten. Meine Erfahrungen sollten nicht auf mich beschränkt bleiben, und so nutzte ich in aller Intensität die Möglichkeiten, die mir die Abgeschiedenheit der Insel bot.

Ich wollte auch anderen Menschen auf allen Sinnesebenen begegnen können. Ich fing erst einmal mit den Frauen an. Wie fühle ich mich mit ihnen? Fühle ich mich angezogen, ist es erregend, ihre Haut zu spüren, sie zu küssen und zu streicheln? Ich fand es erotisch und lustvoll, aber nicht erregend. Ich probierte, wie ich mich mit einem Mann fühlte – für mich passender und befriedigender. Ich war lustvoller und neugieriger, und doch war der nackte Körper eines Mannes mir nicht vertraut. Ich schaute zu, wie andere Tantriker sich pflegten, wie sie ihren Körper liebevoll streichelten. Ich war tief berührt, wenn ich ihnen dabei zusah, wie sie ihren Lingam (Penis) umsorgten, sich erregten und sich ihrer Lust hingaben. Ich spürte dabei ganz deutlich meine Zuneigung und Verehrung. Ich liebte ihre sexuellen Geräusche und spürte, welch eine Kraft hier zum Ausdruck kam. Es war einfach schön, mir all das zu erlauben; ich probierte aus, wie sie auf meine Sinne wirkten, und es gefiel mir, wenn ich jeden Zentimeter ihrer Haut erforschend berühren konnte. Es machte mir Spaß, die Antwort ihrer Haut und Muskeln auf meine Berührungen zu sehen, ihr Räkeln und die Geräusche ihres Wohlfühlens. Ich erroch ihren ganzen Körper und stellte fest, dass Mann überall ein wenig anders riecht, so wie ich auch. Es war ein Schnupperfest der Sinne. Ich kannte den Mann nun sehend, hörend, berührend und riechend und wollte auch wissen, wie er an seinem ganzen Körper schmeckt. Ich wunderte mich, wie ähnlich und überhaupt nicht fremd der Geschmack seiner Haut und seiner Säfte war. Es war so einfach für mich, das anzunehmen – als etwas Wundervolles an uns Menschen.

Was ich aber auch spürte war, wie gerne ich Situationen kontrollierte und unter meiner Regie wissen wollte. Ich hatte wieder etwas zu lernen.

Mein Blick schweift mit einem Lächeln über die schimmernde See dieser Insel, auf der ich dies schreibe. Laut klatschend fallen die Rochen auf das Wasser, aus dem sie hervorsprangen. Sie müssen es tun, um ihre Jungen, um neues Leben zu gebären. Was für ein Bild! Sie tun es, weil sie es tun müssen, weil es in ihnen verankert ist. Sie folgen ihrem Instinkt, ganz einfach. Sie denken nicht darüber nach, ob sie es tun dürfen, wollen, können oder gar müssen. Sie folgen ihrem Instinkt. Ach, wie schwer fiel mir das mitunter! Ich war so kopflastig. Ich musste immer noch viel kontrollieren, was ich dachte, tat, fühlte. Ich schnitt mich von neuen Erlebnissen ab, indem ich vieles vorab kalkulierte, für mich abschätzte und einschätzte. Es ging darum, weiter loszulassen, um mich über meine eigenen engen Grenzen hinaus zu erleben. Ich konnte es mir vorstellen, ich hatte die notwendige Neugierde, aber ich versuchte es vorab zu regeln. Kontrollverlust? Bloß nicht! Natürlich hat Andro dazu auch eine Übung parat, denn es ist wieder Nacht geworden auf der Insel.

Mein Schreiben ist beendet und ich genieße mit den anderen das leckere Abendessen von Raimunda – der Fisch schmeckt köstlich. Es ist immer gemütlich und interessant zu hören, was jeder am Tag erlebt hat. Wenn es dunkel ist hier, dann hören auch die Uhren auf zu laufen. Nach dem Essen machen wir es uns auf der Terrasse gemütlich, schauen auf das silbrig glänzende Meer. Bei Kerzenlicht wird der abendliche Tee getrunken, meist mit viel Zucker. Die Raucher zünden sich eine Zigarette an und unsere Blicke schweifen in die Ferne.

Andro holt mich zu später Stunde ab und wir gehen hoch in den Sessionraum. Es ist geräumig unterm Dach, warm ohnehin. Zum Meer hin ist nur Glas als Schutz angebracht, und so ist der nächtliche Blick in die Ferne möglich. Nur schwer kann ich heute den Blick lösen und mich zum üblichen Tee vor der Session niederlassen. Es ist eine schöne

Zeremonie, um anzukommen. Da hier alles offen ist, höre ich das Sprechen auf der Terrasse wie ein gebetsmühlenartiges Gemurmel und empfinde es als beruhigend. Sie hören mich und ich höre sie, je nachdem, was wer gerade macht. Alles ist zu hören, das Reden, das Lachen, das Weinen, das Schreien, das Streiten, die sexuelle Lust, die Orgasmen, einfach alles. Anfangs errötete ich dabei, aber verspürte eine innere Lust, mich den Geräuschen der anderen hinzugeben. Ich kann, seitdem ich hier bin, auch meine voyeuristische Ader nicht verleugnen, denn die Lustgeräusche, die ich hier in jeglicher Form höre, haben mitunter eine erregende Wirkung auf mich.

Aber ich will nicht abschweifen, denn ich weiß immer noch nicht, was heute sein wird, außer dass Hobs dabei ist. Es scheint demnach erwartet zu werden, dass ich in Rage komme und ein zweiter Mann gebraucht werden könnte, um mich zu halten. Ich ahne, dass es um das Thema Kontrolle geht. Da sind an mir schon andere verzweifelt. Ich verliere nie die Kontrolle, und fertig!

Ich werde zur großen Matte auf dem Boden geführt, das Licht ist gedämpft und ich lasse mich auf dem schönen großen indischen Tuch nieder, nackt natürlich. Die Teelichter verzaubern den Raum, ich liebe diese Atmosphäre. Ich setze mich in den Schneidersitz, Andro und Hobs, auch nackt, vor und hinter mich. Die Musik umspielt meine Ohren und ich ziehe eine Augenbinde auf, ich soll nach innen spüren. Ich darf berühren, kann also aktiv sein, und auch sie werden mich berühren. Nicht, dass mir das nicht gefallen könnte, aber warum soll ich dabei nichts sehen? Es geht darum, das Sehen nicht als Kontrollmechanismus zu nutzen. Wir halten einander die Hände und geben uns die Erlaubnis, einander zu begegnen. Ich gebe die Erlaubnis, dass sie mich berühren dürfen. Sie wiegen mich sanft und es gefällt mir wirklich gut mit den zwei Männern. Ich bleibe im Schneidersitz sitzen und höre, dass sie sich bewegen. Ich spüre mit den Händen nach, wo sie sind und was sie tun. Ich kann Andro und Hobs an den Händen und an den Haaren unterscheiden. Andros Haare sind kurz, Hobs Haare halblang. Andros Hände sind gezielt greifend, weich und filigran zugleich, Hobs Hände sind vorsichtig und fühlen sich eher rau und knochig an. Sie streicheln mich und ich kann noch gut auseinanderhalten, dass auf einer Seite Andro und auf der anderen Seite Hobs mich berühren. Sie streicheln mich überall, küssen mich. Ich merke erschreckt, dass ich den Rest ihrer Körper nicht unterscheiden kann. Da küsst mich Hobs den Rücken runter, aber ich meine, dass es Andros Beine sind, die ich berühre. Ich merke, wie sie sich wenden und übereinander zu steigen scheinen. Niemand spricht ein Wort. Es gibt in meinem Kopf nach und nach ein großes Durcheinander. Ich bin sicher, ich habe Andros Kopf gefunden, aber die Hände dazu sind von Hobs.

Wessen Beine streichle ich gerade? Die Arme beider sind nur leicht behaart, sie sind fast gleich groß, kein Unterschied auszumachen. Sie sind beide schlank und muskulös, die Rücken beider sind unbehaart, keine Anhaltspunkte für mich. Während ich noch weiß, dass es gerade Hobs Lippen sind, die mich küssen, habe ich aber keine Ahnung, wessen Hände den Bauch entlang langsam zu meinem Schambereich wandern. Die Beine beider sind muskulös und behaart, beide sind im Genitalbereich rasiert, beide tragen einen Ring. Ihre Hintern fühlen sich auch gleich an und die Bäuche geben auch keinen Anhaltspunkt. So langsam geht mir die Orientierung flöten. Panik! Ich werde von den Berührungen aber immer erregter, in mir wird alles weich und löst sich auf. Wie ein Puzzle, das in seinen Einzelteilen durcheinander vor mir liegt, so erlebe ich die zwei Lieben, in Einzelteilen. Es ist ein nicht mehr zu kontrollierender Brei von Körperteilen, von Berührungen sanfter, fester oder erotischer Art.

Ich habe keine Ahnung, was von wem kommt und was zu wem gehört. Ich murmel vor mich hin, wenn ich einen Körperteil erkannt habe, aber schon längst ist alle Kontrolle entglitten. Mist, denke und sage ich. „Verdammt, weiß der Geier, was hier nun zu wem gehört. Ist mir doch scheißegal!“ Ich nehme ein Kichern wahr, denn ich habe beschlossen, dass es einfach nur schön ist, von zwei Männern gleichzeitig verwöhnt zu werden, und lege mich genüsslich hin. Ich weiß schon längst nicht mehr, was draußen los ist oder auch nicht. Ich bin ganz in und bei mir angekommen.

Doch dieses Hinlegen ist nur die Ruhe vor dem Sturm, denn auf einmal komme ich ganz schön in Rage. Ich fange an, mich gegen all diese Berührungen zu wehren, die ich nicht beeinflussen und nicht kontrollieren kann. Ich fange an zu strampeln, versuche Körper wegzutreten, ohne wirklichen Erfolg, denn sie sind immer wieder da. Ich versuche mich auszuhebeln, wegzudrehen, aber gegen zwei Männer, die mich halten und weiterhin berühren, habe ich keine Chance. Ich schreie meine Wut darüber heraus. In Kraftakten versuche ich mich zu befreien aus den Griffen, die mich zwar zappeln und um mich schlagen und treten lassen, die mich aber so halten, dass ich nicht weg kann und mich auch nicht verletzen in meinem Treiben. Ich kämpfe mit aller Kraft, so lange ich kann, bei 37 Grad läuft mein Schweiß literweise an mir runter, egal.

Doch dann spüre ich das wundervolle Gefühl zwischen meinen Beinen, das durch die Berührungen entstanden ist, und es gewinnt. Ich bin erregt auf allen Ebenen, geistig, psychisch, physisch, sexuell. Grenzen und Formen sind aufgelöst. Aber immer noch bin ich auch voller Energie und immer noch braucht es den schützenden Schwitzkasten von Andro. Ich bin erregt, bin in meiner Lust angekommen und in der Lust gibt es keine Angst, nur Energie und Kraft. Ich möchte, nein, ich will berührt werden. Ich will! Ich habe mich nicht verloren, im Gegenteil, ich bin mir unglaublich nah. Ich fühle mich wie ein Vulkan mitten im Ausbruch.

Und plötzlich spüre ich: meinen Hunger! Ich habe Hunger! Es ist der gleiche Hunger, den ich von früher kannte, wenn ich zum Essen griff. Es ist ein riesiger Hungerberg, der sich in mir aufbäumt. Und jetzt sehe ich den roten Faden, der durch mein Leben läuft, und er heißt: Hunger. Es ist Lebenshunger, Hunger nach Berührung und Berühren, nach Energie, nach Sex und Lust. Ich sehe, dass ich ihn immer nur durch Essen stillte, aber die anderen Formen nicht nutzte. Nun wollte ich diese Lebenslust komplett erleben und schwamm in den Gefühlen, die mir zwei Männer bereiteten. Ich sog alles in mich auf und fing an zu knurren und zu schnurren unter den schönen Berührungen. Ich aß nun etwas ganz anderes, und ich aß lange und viel. Später breitete sich ein Frieden in und um mich herum aus. Ich überließ mich meiner inneren Führung und stellte fest, dass ich gerade satt geworden war. Ich war heute endlich einmal komplett satt geworden!

Ich hatte meine Sexualität unterdrückt, meine Lust gezähmt und ihr nie das gegeben, was sie wirklich verlangte. Sie war eine schnurrende Katze und ebenso ein brüllender Löwe. Ich war unendlich glücklich! Ich war hellwach und klar und es ging mir ausgesprochen gut. Unter der Dusche rief ich noch: „Das glaubt mir kein Mensch!" Ich setzte mich auf die Kaimauer und schaute über das stille, sich sanft wiegende Meer.

SEXUALITÄT IM TANTRA BESCHRÄNKT sich nicht auf bestimmte Formen, z. B. dass nur Verheiratete miteinander Sexualität leben oder nur zu zweit. Es ist die verehrende Einstellung bei der Vereinigung, die zählt und die ich selbst als sehr heilend und befreiend erlebe. Unerheblich ist, mit wie vielen der Kontakt zustande kommt, ebenso unsere westliche Klassifizierung in hetero, lesbisch, schwul oder bisexuell, alt und jung. Meine Verehrung bei der Vereinigung ist wichtig: „In dir verehre ich meine Göttliche Existenz", ist ein Leitsatz im linkshändischen tantrischen Ritual.

Die eigene Haltung, die ich in die Begegnung einbringe, mein äußeres und inneres Bewusstsein, ist meine Perspektive als handelnde Tantrikerin. Im sexuellen Tun begegnet der Tantriker seinem göttlichen Aspekt, er fragt sich selbstkritisch, ob er mitfühlend, fürsorglich und bewahrend genug handelt. Diese innere Haltung zeichnet den Tantriker aus. Es heißt sogar: „Die Lusterfahrung selbst ist der Schlüssel zur Erlösung aus dem Leiden. Man kann nicht das, was man tut und was der Quell des Lebens ist, als etwas Schlechtes ansehen, ohne Schaden an seiner Seele zu nehmen." Wie sehr wünsche ich dieser Welt mehr Tantriker.

Ich durfte lernen, dass ich Lernende sein darf, und ich bekam eine Plattform, ein Ambulatorium, um mich mit mir und anderen körperlich und vor allem sexuell zu erfahren, mich auszuprobieren. Erdenken, Erleben, Sehen, Erschmecken, Ertasten, Erhören und Erriechen ist Tantra. Ich fand schöne Worte hierfür: „Ich habe alles getan, was ich mir vorstellen konnte, und vieles, was ich mir vorher nicht hatte vorstellen können, und das immer wieder." In meinem Gesicht wuchs ein Lächeln, das anhaltend war und andere ansteckte. Ich entdeckte die Freude an der Lust und, dass Sexualität einfach spielerisch sein kann; das war zutiefst befreiend und befriedigend.

In mir war noch die Neugierde, ob es eine weitere Ebene geben könnte, die nach den orgasmischen Höhepunkten kommt und die Dualität aufhebt. Längst hatte ich erlebt, dass Tantra den Körper und die Sexualität als Generator zur Transformation verwendete. Es gab aber noch die spirituelle und transpersonale Ebene. Andro und ich konnten uns verbinden und in dem Maße, wie ich innerlich Andro erlaubt hatte mich zu erkennen, so konnte er es und gab mir mitunter Antworten auf Fragen, die ich noch nicht gestellt hatte, oder er tat Dinge, die ich mir bislang nur vorgestellt hatte. Die körperliche Lust hatte auch ohne spirituellen Anspruch einen kräftigenden Aspekt. Ich wusste, wie es ist, wenn Sex nicht nur zärtlich, sondern aktiv und kraftvoll ist. Ich hatte erlebt, dass die Lebensenergie, die Kundalinienergie im unteren Bauch, im Becken sitzt, und dass sie sich wie eine Spirale durch meinen Körper und aus dem Kopf heraus freisetzen und transformieren kann. Ihre Energie merkte ich besonders bei tantrischen Übungen, sie erfasste meinen Körper mit einem Zittern, das ich nicht steuern konnte. Ich betrat ein mir unbekanntes Land der Energie, sie erschöpfte mich nicht, und wenn ich vorher atemlos war und mich verausgabte, war ich danach frisch und lebendig wie nie zuvor. Ich war sehr wach und ich bekam alles um mich herum sehr genau mit, ich war klar und orientiert. Ich kam in einen Zustand, der mein eigentliches Sein zu sein scheint. Es ist das Erleben der Aufhebung der Dualität. Mich verbunden fühlen mit der kosmischen Energie. Mein Sein in seinen ganzen Dimensionen wahrzunehmen, es zu sehen und zu fühlen und dies über die körperliche Begrenztheit hinaus. Als hätte sich nicht schon so unendlich viel zum Guten verändert, diese Erlebnisse berührten die Grundfeste meines Lebens.

Längst bin ich zur Therapeutin geworden, die diese Achtung vor dem anderen lebt und auch weitergibt. Ich verbinde das Wissen verschiedener psychotherapeutischer Richtungen mit tantrischem Wissen, verbinde kognitive Arbeit mit Körpererfahrung und erlebe bei mir und meinen Klienten Heilung. Ich bin zutiefst dankbar, dass mir dieses Glück zuteil wurde. Ich lerne und lehre, empfinde beides als sehr erfüllend. Ich begegne meiner Sexualität als meine Urenergie, die mir Halt und Trost spendet, die mich kräftigt und ermutigt, die mir im Alltag immer wieder ermöglicht mich zu besinnen und zu erden. Sie ist wie ein Generator, der die Verbindung zu anderen Bewusstseinszuständen ermöglicht – jenseits der Dualität. Das erklärt und zeigt, was selbst Quantenphysiker fragend macht: die Materie zwischen den Atomen, die verbindende Kraft.

Nicht vorstellbar, wenn alle Menschen diese Freiheit und den Frieden erfahren würden. Wenn keine Grenzen mehr nötig wären, Kriege sich selber widersprächen, wenn gegenseitiges Wohlwollen weltübergreifend alle vereinte. Was, wenn Leben, Lieben, Lachen uns bestimmte?

Ich bin angekommen. Ich bin bei mir und in meinem Leben angekommen und habe eine Form der Nahrung gefunden, die mich nährt und sättigt. Endlich bin ich satt und mein Lebenshunger stillt sich – ich kann ihn stillen! Ich habe Schwankungen und nicht jeder Tag ist gleich. Es gibt nicht das eine Glückseligmachende, nicht die eine Lösung. Es gibt viele Ebenen von unterschiedlicher Tiefe. Ich muss aufmerksam schauen, welche Nähe oder auch Distanz zu mir und zu anderen nötig ist. Glücklichsein bedeutet für mich auch, dass ich genug Inseln zur Erfüllung meiner Bedürfnisse um mich herum habe. Ich mich mit ihnen vernetze, damit das Meer, in dem ich früher zu versinken drohte, keine Bedrohung mehr ist.

Sexualität gehört wie Essen, Schlafen und Atmen zu den Grundbedürfnissen eines Menschen. Wir sind ohne sie nicht gesund. Essen ist bei einem adipösen Menschen mit Suchtmechanismen besetzt, Schlafen und Atmen sind automatisiert. Wir haben zudem verstanden, dass wir süchtig sind, weil wir nichts anderes haben. Für eine grundlegende Veränderung bietet die Sexualität die Möglichkeit, das Leben neu zu gestalten. Deswegen lebe und arbeite ich absichtlich und erfolgreich auch mit der Sexualität, auch weil mir auffällig viel Misshandlungen und Missbrauch in den Lebensgeschichten begegnen.

Wieder zu einer Lebenslust zu finden und sich aus einer Sucht zu befreien heißt, sich neue Erlebenswelten zu gestalten und die gemachten Erfahrungen in alle Lebensbereiche einfließen zu lassen. Unsere Körpermasse war grenzenlos, aber unsere Erlebenswelt unerträglich eingeengt. Daher ist für mich die tantrische Lehre das richtige Handwerkszeug, das einzige mir zugängliche, das die Sexualität und das gesamte Leben einschließt. Ich bin vom tantrischen Weg überzeugt, es ist mein Weg und nur vielleicht Ihrer. Ich war ganz unten, körperlich und seelisch. Doch ich habe mich auf den Weg gemacht.

Was hat dieser Weg in mir bewirkt? Ich kam aus einem großen Chaos, die Welt spielte sich um mich herum ab und ich fühlte mich nicht unbedingt als ein Teil von ihr. So habe ich Klarheit gefunden im Denken und bin hinter die Strickmuster der Seele und Psyche gestiegen. Ich habe mich mit meinen Körper vereint und befreite mich auf allen Ebenen meiner Existenz. Was geschah und geschehen musste, um bei mir anzukommen, war, dass ich bewusst und hellwach eins wurde mit meinem gesamten Sein. Ich habe mich angeschlossen an das Leben, ich bin nun mittendrin und bin ein Teil von allem. Mein Sehen und Fühlen hat sich verändert und ich gehe oft in mich, ich meditiere und gebe mir bewusst Auszeiten, um mit meinem inneren Auge zu sehen.

Aber es ist kein Rückzug, es ist ein Sehen mit sehr wachen Augen und es ist ein stilles Aufnehmen vom allem, das mich ausmacht. Es ist kein Flüchten auf eine exotische oder gar mystische Plattform, sondern vielmehr ein Mittenhineingehen in all das, was früher wie eine Randerscheinung, eine filmische Inszenierung um mich herum aussah. Doch nachdem Meditation in mein Leben kam und meine Wahrnehmung schärfte, wurde ich ein aktiv gestaltender Teil von allem, was mein Leben ausmacht.

Auch Sie müssen sich nur aufmachen, auf Ihren Weg, und offen sein, mehr nicht. Das ist doch zu schaffen, oder? Fangen Sie an ihn zu gehen und seien Sie offen für Neues, dann wird es Ihnen begegnen und Sie werden es wissen.

Der Mantraweg des linkshändigen Tantra:

Da äußerte der Erhabene, der Herr von Körper, Rede und Denken aller Vollendeten, das Kapitel vom höchsten Erwachen im Mantraweg in der Dasheit der unbegrenzten Übereinstimmung:
Wer allen Sinnesgenüssen ganz nach seinen Wünschen dient, der wahrlich erlangt durch diesen Yoga leicht die Buddhaschaft.
Wer allen Sinnesgenüssen ganz nach seinen Wünschen dient, der verehrt im Yoga der Eigen-Gottheit sich selbst und andere.
Wer in schwer zu verwirklichender strenger Zucht verweilt, der erlangt keine Vollkommenheit.
Man soll nicht Mantras sprechen, um das Bettelmahl zu erbitten, sich auch nicht der Bettelgabe erfreuen, sondern ununterbrochen das Mantra sprechen und alle Sinnesgenüsse verwirklichen.
Wer Wohlbefinden in Körper, Rede und Denken erlangt, der erreicht auch das Erwachen.
Anders stirbt man zur Unzeit und schmort mit Sicherheit in der Hölle.

Zitat aus dem „Tantra der verborgenen Vereinigung", Guhyasamaja Tantra, ältester Text des Vajrayana, des tantrischen Buddhismus

10. Von den anderen Begleitern

„IHR SEID DIE ERSTEN, IHR MÜSST ALLES selbst herausfinden, und schließt euch zusammen!" Dies waren im April 2002 die Worte von Prof. Weiner nach der Operation, als er uns untereinander bekannt machte. Wir, die Ersten, machten uns auf, um herauszufinden, was geht und was nicht geht: welches Essen, welche Getränke, welche Medikamente. Was nicht gleich, aber vielleicht später möglich ist. Wir haben „Wettsaufen" gemacht mit den Ärzten, damit sie und wir wissen, wie wir jetzt auf Alkohol reagieren. Alles haben wir Ersten erprobt und an die Fachleute weitergegeben, damit sie ihre Arbeit mit diesen Erfahrungswerten weiterentwickeln konnten. Es gab bis dahin nur Erfahrungswerte aus dem Ausland, doch dort gab es anderes Essen, andere Getränke, andere Lebensgewohnheiten, andere Medikamente. Wir waren die deutschen „rabbits" – die Versuchskaninchen.

Wir hatten immer direkten und häufigen Kontakt mit dem Professor und den anderen Ärzten, sie optimierten so auch die Operationsmethoden und Krankenhaussituation für die Dickies. Das fing bei großen OP-Hemden an, bis hin zu stabilen, breiteren Betten und Liegen und einem großen OP-Tisch. Weniger der quälenden Drainagen wurden gelegt, Magensonden wurden fast überflüssig. Die Ärzte waren ständig mit den ausländischen Kollegen im Austausch, es war eine

Atmosphäre von Zuneigung und Respekt vor der jeweiligen Arbeit der verschiedenen Gruppen. Es war etwas Gemeinsames, das wir schufen. Die Ärzte und die Klinik optimierten alles, was sie konnten, für uns und wir halfen ihnen mit dem, was wir herausbekamen an Möglichem und Unmöglichem.

Wir hatten eine Vision, dass es endlich Antworten und Chancen für eine große Gruppe von Menschen in Lebensgefahr und am Rande der Gesellschaft gäbe. Das recht kleine Diakonissenkrankenhaus in Sachsenhausen am Eisernen Steg, seine Ärzte, Pflegedienst und Diakonissen haben sich für diese Randgruppe geöffnet, ihr Haus und vor allem ihr Herz. Sie wurden bald überrollt von uns und viele fanden und finden dort nicht nur Unterstützung bei allen körperlichen Problemen, viele finden dort Hilfe, Ermutigung, Zuspruch und einen ganz praktischen Freundeskreis zum Anfassen, für Dickies eine ganz neue Erfahrung im Leben. Ein Krankenhaus wurde von Hoffnungslosen überschwemmt und bot eine Heimstatt für die Genesenden und die, die andere mit ihrer Hoffnung motivierten.

Es gibt dort einen Bachlauf im Hof und nach allen Operationen drehte ich dort meine Runden, traf andere Menschen, denen ich Stütze bei ihren Sorgen und Nöten sein durfte. Manchmal lief ich locker um ihn herum, manchmal schaffte ich es kaum, ihn zu erreichen. Wenn ich an diesem Bachlauf saß, war ich überglücklich, ob mit Infusionsständer oder ohne. Lilien und andere schöne Blumen wuchsen dort und ich erfreute mich an der Schönheit der Natur. Das machte mir Mut.

Wir Betroffenen haben uns also zusammengeschlossen, organisiert und es entstand für Tausende eine inzwischen prämierte Internetplattform www.adipositas-chat.de. Zu Beginn gab es ein kleines Forum von Slinky, in dem wir mit viel Liebe zu Hause waren. Wir wurden aber schnell sehr viele und es kam ein Neuer in unsere Reihen: Olli; er zog das professionell auf und vernetzte uns weltweit. Dies konnte nicht so einfach mal neben der Arbeit gemacht werden, dazu brauchte es viel Engagement. Ich danke dem Forenmaster Sascha Oliver Herold ganz besonders für seine Arbeit. Unermüdlich pflegt er die Verbindung zu den einzelnen Gruppen und ist ein Mediator der ganzen Sache geworden. Mit diesem Medium wurden die großen Entfernungen überbrückt und es gibt täglichen Kontakt und Austausch miteinander. Niemand sollte mehr so alleine und hoffnungslos sein müssen wie wir Ersten vor und nach der Operation. Das ist uns wirklich gut gelungen.

Ganz am Anfang gab es aber noch eine beeindruckende Frau, die in mein Leben trat und mir Inspiration für das war, was entstehen sollte. Eine Frau, die sich tatkräftig einbrachte, aber vor allem mir zu Beginn eine wirkliche Unterstützung und Freundin war: Gaby. Sie hatte ein Magenband, es gab bisher niemanden mit Bypässen und Diversionen. Sie sagte immer: „Ich weiß nicht, wie das bei dir funktioniert, das musst du selbst herausfinden. Ich bin aber immer für dich da." Das war sie dann auch, im und außerhalb des Krankenhauses, privat, für meine Familie, vorbehaltlos. Ich nannte sie meinen OP-Engel, der mich begleitete.

Solch ein OP-Engel sollte fortan für jeden da sein, und so richteten wir 2002 die ersten Besuchsdienste im Krankenhaus Sachsenhausen ein. Jeder übernahm Adipositaspatienten und begleitete sie in ihr neues Leben. Ich war eigentlich nur noch in Sachsenhausen, entweder als Patientin oder zur Begleitung anderer, aber es war gut so. Wir nahmen sie sozusagen an die Hand und lehrten sie das, was wir schon gelernt hatten. Wir nahmen sie aus ihrer Isolation heraus und gaben ihnen Heimat, Orientierung, Unterstützung und Motivation. Diese Tradition hat sich gehalten und dafür bin ich sehr dankbar.

Die Gemeinschaft wuchs immens, sie hat längst die Grenzen Deutschlands überschritten, denn es kommen Patienten aus der ganzen Welt nach Sachsenhausen. Es fanden sich immer engagierte Mitstreiter, die direkte und auch administrative Aufgaben übernahmen. Das war ein wichtiger Schritt auch für uns „Alte", denn es ging für uns im Sinne echter Heilung auch darum, unseren Fuß in unserem Leben zu festigen, und nicht darum, uns weiter in einer geschlossenen Gruppe bzw. Subkultur zurückzuziehen. Das wäre ein Pyrrhussieg gewesen. Ins normale Leben mussten wir gehen und dort unseren Platz finden und einnehmen. So brauchte es neue Menschen mit Engagement und es gab und gibt sie.

Inzwischen gibt es Selbsthilfegruppen und Stammtische über ganz Deutschland verteilt, in der Schweiz, Österreich und Luxemburg. Sie sind ein wichtiges Bindeglied zwischen der medizinischen und psychotherapeutischen Behandlung und der Außenwelt. Sie ersetzen keine medizinische Behandlung und auch keine Psychotherapie, aber sie leisten eine wichtige Aufgabe im Alltag. Es gibt viele Treffen und wir feiern heftig miteinander, und die Freude über das wiedergewonnene Leben springt über.

Wir haben einen Verein gegründet für Betroffene und damit die öffentliche Plattform weiter ausgebaut. Es ist der AcSD e.V., Adipositaschirurgie-Selbsthilfe-Deutschland e.V., dessen Gründungsmitglied ich bin. Hier also einen besonderen Dank den „Alten Hasen", wie wir Ersten uns auch nennen, für eurer Engagement und euer Vertrauen in unsere Sache. Ich denke, sie kann sich wirklich sehen lassen.

Ich möchte betonen, dass es sehr wichtig ist, Menschen zu haben, die Sie auf Ihrem Weg begleiten können. Es gibt Ärzte für die Operation und auch für die Nachsorge. Es gibt mit mir und Andro die Möglichkeit, eine auf Adipositas ausgerichtete Psychotherapie zu machen. In mir haben Sie sogar jemand, die eine von Ihnen ist. Sie werden nicht alleine sein, wenn Sie sich trauen den ersten Schritt zu machen. Natürlich müssen Sie den Weg letztendlich alleine gehen und auch Ihren speziellen finden, aber Sie müssen es nicht mehr isoliert tun. Die Unterstützergruppen sollen Ihnen nicht Ihre Eigenverantwortung abnehmen, aber sie können enorm helfen und ermutigen.

Ich hoffe, dass Sie Freunde haben, die Sie nach der Operation entlasten und ein Stück weit mittragen. Natürlich gibt es immer wieder Freundschaften oder auch Lebensgemeinschaften, Ehen, die nur unter dem Siegel „dick und ..." funktioniert haben. Wenn sich dieser Parameter ändert, dann kann es schmerzhafte Trennungen geben. Sie wollen vielleicht nicht mehr der gute, zuhörende Kumpel sein oder Sie wollen nicht mehr, dass ihr Partner nur auf „fett" steht und Sie selbst nicht sieht. Es könnte die Zeit kommen, in der Sie sehr unbequem für andere werden, weil Sie sich endlich freischwimmen aus dem „dicken Brei".

Freuen Sie sich darauf, es wird spannend werden und es tun sich ganz neue Möglichkeiten auf, mehr als Sie sich je zuvor hätten vorstellen können. Da Sie vor einer Operation nicht abschätzen können, was sich alles verändert, sorgen Sie vorher dafür, dass Sie ein Netzwerk an Menschen haben, die diesen Weg der Veränderung mit Ihnen gehen. Einen Schritt müssen Sie selbst machen: mit uns Kontakt aufnehmen, über Telefon oder Internet und uns offen sagen, wie es um Sie steht und was Sie brauchen. Das müsste doch zu schaffen sein!

Viele Angehörige leiden vor einer Operation sehr unter dem Rückzug des geliebten Menschen, ein Rückzug aus Gesellschaft, Aktivitäten, oftmals aus der Erwerbstätigkeit, von Freunden, der Familie und am Ende vielleicht sogar von sich selbst. Diese Angehörigen brauchen meist selbst Hilfe und therapeutische Unterstützung, denn sie haben mitgelitten und wollen Sie auf ihrem Weg nicht alleine lassen. Hier bitte kein falscher Stolz, es ist viel mutiger, sich Hilfe und Beratung zu holen, als zu leiden und zu verzweifeln oder gar aufzugeben. Der Prozess ist für Angehörige wirklich nicht einfach. Haben Sie einen Partner, der Sie liebt und nicht nur auf dick steht, dann kommt auch auf ihn viel zu, das nicht einfach wegzustecken ist: Ihre Verwandlung. Vielleicht erkennt Sie Ihr Partner eines Tages ebenfalls nicht mehr und er hat Angst vor den Veränderungen, Angst Sie zu verlieren, Angst, dass die Beziehung zerbrechen könnte. Ein Thema, das durchaus aufkommt.

Es gibt bei Dicken Freundschaften und Partnerschaften, die auf sonderbarem Boden stehen, z.B. dass ein Mann eine dicke Frau nimmt, da er bei ihr nicht so viel Angst haben muss verlassen zu werden, oder eine Frau nimmt einen dicken Mann, weil dieser eventuelle sexuelle Ansprüche nicht mehr umsetzen und sie sich so ihrer Problematik entziehen kann. Man suchte eigentlich eine mütterlich/väterlich-haltende Beziehung oder man hat Minderwertigkeitsgefühle aufgrund eines sexuellen Defizits. Es gibt sogenannte Freunde, die nur mit Dicken befreundet sind, weil sie sich dann selbstbewusster, überlegener fühlen, weil sie schließlich nicht so sind oder weil Dicke treu und umsorgend sind und nicht so wählerisch? Auch das wird nach einer Operation aufbrechen.

Kinder können Ängste entwickeln, weil sie ihre Mutter, ihren Vater nicht mehr optisch erkennen und Angst haben, dass diese neue Mutter nicht mehr die Liebe hat wie die alte. Diese Mutter, dieser Vater macht zudem so viel Neues, das macht oft erst einmal Angst. Gerade für Kinder ist es mitunter ein großes Problem und es dauert, bis sich das klärt. Dann jedoch zu aller Freude. Durch diese Zeit muss man aber durch.

Vor der Operation wusste ich nicht, wer nun mehr bedauert wurde, meine Tochter, weil sie so eine fette Mutter hatte, oder ich selbst, weil ich entstellt war und auch noch ein Kind mit einem Handicap hatte. Alle kannten das Kind, dessen Mutter so dick war. Es war mir peinlich und beschämend für mein Kind, ich litt sehr darunter und konnte nichts dagegen tun. Ich wusste, dass alle sich das Maul über mich zerrissen. Als mein Kind mich nach dem Abnehmen nicht mehr körperlich als ihre Mutter erkennen konnte und sich ihre alte Mutter wieder wünschte, litt ich wieder. Aber es kam die Zeit, wo sich dies wandelte. Aus lästernden Gesichtern wurden verwunderte, bewundernde oder neidische. Ich habe sie alle mundtot gemacht, und mein Kind wurde stolz auf mich. Als ich dann anfing Neues zu machen, wie Motorradfahren, oder dass Tantra ein Teil meines Lebens wurde und ich schräge Dinge einfach mal erleben wollte, da wurde ich die coole Mama. Ich mache vieles mit meiner Tochter zusammen: Wir gehen auf

Tour und machen Sachen, die früher nie möglich gewesen wären. Sie liebt es, mit mir im Partnerlook unterwegs zu sein. Heute findet sie mich total irre und cool und ich bin mit Stolz ihre Mutter.

Aber an erster Stelle steht immer Erklären, Reden, Offenlegen, was mit Ihnen ist, und hören Sie hin, was die anderen von Ihnen wahrnehmen. Vielleicht sind Sie an einem Tag einfach nur aggressiv, weil Sie sich gerade darüber ärgern, was Sie sich selbst angetan oder sich von anderen je haben antun lassen, es hat vielleicht gar nichts direkt mit Jetzt und Heute zu tun. Sagen Sie es. Dann sollen Ihre Lieben mal den Kopf einziehen. Sie können sogar vereinbaren, dass Sie ein Signal geben, wenn Sie wieder „normal ticken“ und ansprechbar sind. Ihre Lieben (oder auch nicht) sind ein Teil des Films ihres Lebens, drehen tun jedoch nur Sie ihn, und das kann Probleme mit den Nebenrollen und Statisten geben. Also reden, reden, reden. Das gilt bei allem: dass Sie den ersten Schritt machen und sich versuchen zu öffnen, zu reden und um Hilfe zu bitten. Sie brauchen diesen Mut. Übernehmen Sie Verantwortung. Nehmen Sie sich ernst.

Mein Mann war aus Angst mich zu verlieren gegen diese Operation, wollte dann, dass ich sie verschiebe. Wir sind dieses Jahr, 2007, nun 21 Jahre verheiratet und er ist mein bester Freund. Es war sicherlich keine leichte Zeit für uns damals, als ich spürte, dass ich am Sterben war und diese Operation sein musste, später wäre zu spät gewesen. So ging ich in diese Operation, weil ich wusste, dass mein Mann und unsere Tochter mich sonst bald gar nicht mehr hätten. Ich übernahm für mich, für mein Leben als Ehepartnerin und als Mutter die Verantwortung, indem ich mich operieren ließ. Für Angehörige sicherlich nicht einfach. Mein Mann konnte es nur akzeptieren, und so manches Mal nach der ersten Operation und den folgenden zehn fragte er, ob das denn alles sein müsse? Seine Ängste während der kritischen Tage, wenn er mit dem Telefon am Bett versuchte Schlaf zu finden, sein Versorgen, Beruhigen und Trösten unserer Tochter, mit der immerwährenden Frage: „Wird Mami sterben?" – dies alles kann ich wohl kaum erfassen.

Deshalb bin ich froh, dass Angehörige ganz selbstverständlich mit in unserer „Dickie-Familie" aufgenommen werden, sie hier und bei anderen Betroffenen oder Angehörigen Unterstützung finden. Unsere Tochter z. B. wurde von Ute oder auch Manu für einige Tage bei sich zu Hause aufgenommen, damit mein Mann bei mir im Krankenhaus sein konnte und sie nicht mein Leiden so direkt mitbekommen musste. Freundschaftsdienste, die ich nie vergessen werde. Trotz allem Schweren für meinen Mann mit Kind, Firma usw., war er fast jeden Tag und bei jeder Operation die 100 km nach Frankfurt und zurück gefahren, meist mit unserer Tochter, um mich wenigstens kurz zu sehen und mir zu zeigen, dass er da ist. Manchmal konnte ich aufgrund meines Zustands gar nicht mit ihm reden, aber ich merkte immer, dass er da gewesen war. Ich habe hier ein Glück erfahren, das sicherlich außergewöhnlich ist, und ich bin zutiefst dankbar für diese freundschaftliche Treue unserer Liebe, für diesen Liebesdienst.

Ich hatte immer registriert, wenn gute Wünsche von anderen „Dickies" ausgerichtet wurden, wenn Ute, Olli, Angi, Gaby und Manu und viele andere zu mir ins Krankenhaus kamen und ich Halt erfahren konnte. Es war ein Netzwerk der Freundschaft und wir waren immer füreinander da. Grüße wurden per Internet koordiniert und mit ins Krankenhaus genommen, Entwicklungen wurden beschrieben, sodass eigentlich in ganz Deutschland immer Menschen waren, die mir gute Wünsche schickten, anriefen, mich besuchten, mit mir lachten und weinten. Dies gab mir wirklich Halt.

Wenn Sie mich nun aber direkt fragen, was Sie tun sollen, wenn Sie als Freund oder auch Lebenspartner einen dicken Menschen lieben, der vor einer solchen Veränderung steht, dann kann es nur diese Antwort geben: Tun Sie das, was wirkliche Liebe tut! Geben Sie diesen Menschen die Chance sich zu verändern, sich zu klären und erklären, sich zu erfahren, zu orientieren, auszuprobieren, sich neu zu justieren und positionieren. Seien Sie einfach da! Wenn Sie unsicher sind, dann fragen Sie Ihren Lieben. Und manchmal müssen Sie auch einfach abwarten. Aber lieben Sie weiter. Können Sie diesen Veränderungsprozess in Ruhe, Gelassenheit, Geduld und haltender Nähe mitgehen, dann können Sie alle nur gewinnen, denn Sie werden dann ernten von all dem Guten, was auf einmal in Ihr Leben kommen wird.

Meine Seele lacht und hüpft, wenn ich an die vielen guten Seelen an meiner Seite denke, die immer wieder im richtigen Moment erschienen, um mich zu begleiten. Es ist für mich eine Quelle der Kraft und Hoffnung zu wissen, dass es immer Menschen in meiner Nähe geben wird, die zur rechten Zeit mit mir sind.

11. Zu guter Letzt

Ich lege meine Hände vor der Brust zu einem OM zusammen. Ich knie nieder vor dir Andro und berühre deine Füße. Ich sage: „Geliebter, ehrenwerter Shiva, danke, dass du mir in dieser Weise begegnest.“ Ich gehe zu Marcia und zu Robson und küsse sie. „Ihr seid mir Geliebte, Schwester und Bruder zugleich“. Ich küsse ihre kleine Luna und streiche zärtlich durch ihre Locken. Ich gehe zu Raimunda und lege meine Hand auf ihr Herz und sage: „Obrigada – Danke, Priesterin des Sabha.“

Dann gehe ich zum Boot, das mich von der Insel bringen wird. Die schönen braun gebrannten Jungs hissen das Segel und stellen sich auf den Bootsrand. Ich klettere mittlerweile gekonnt auf das Brett, in dem der Mast des Segels verankert ist, und lehne mich an ihn. Wir segeln nur langsam, und nur langsam werden die Menschen, die mir winken, kleiner.

Mein Blick haftet dankbar an ihnen, an dem Haus, in dem ich schrieb, aß, lachte, nachdachte, weinte und liebte. Ich verneige mich, sage innerlich „Auf Wiedersehen, ich komme wieder.“ Ich drehe mich um und schaue nicht mehr zurück, während ein Schwarm bunter Papageien über mich hinweg fliegt und Delfine meine Fahrt begleiten.

OFT HÖRE ICH: Hast du nun noch Adipositas oder nicht? Hier gibt es nur eine Antwort: Ja, ich habe immer noch diesen Genschaden und werde ihn mein ganzes Leben lang haben, denn eine Gentherapie ist nicht da. Der Unterschied ist nun, dass ich mit dieser Krankheit nicht mehr sterben muss und ich ein liebenswertes und erfülltes Leben haben kann. Ich werde auch mitunter kopfschüttelnd gefragt, ob ich das denn alles noch einmal machen würde? Meine Antwort birgt keinen Zweifel: Ja, ich würde diesen Weg wieder gehen wollen und ich möchte keinen Tag davon missen, keine Situation und keinen Menschen, der mir begegnet ist. An Adipositas zu sterben ist der leichtere Weg, aber ein sinnloser. Wenn sie mich also weiter fragen, dann würde ich immer antworten: Es lohnt sich!

Ich werde auch immer mal wieder ungläubig gefragt: „Wie fühlt sich denn dein Mann dabei?“ Ich habe ihn gefragt. Sein Gesicht erstrahlte in einem breiten Lächeln und er sagte: „Du weißt doch: Wenn es dir gut geht, dann geht es mir auch gut. Ich habe ja die gleichen Freiheiten wie du und was ist schöner, als eine lebensfrohe und glückliche Partnerin zu haben.“ Auch für ihn war es auf ganzer Linie ein Gewinn, denn er ist mit meinen anderen Beziehungen befreundet und sein Kreis wohlwollender Menschen hat sich erweitert. Natürlich veränderte meine Entwicklung auch meinen Mann. Oftmals war er als Steuerberater auch involviert in rechtliche und wirtschaftliche Überlegungen bei Betroffenen oder bei Fragen, die im Zusammenhang mit Adipositas entstanden. Er hat heute eine Kanzlei, die eher ungewöhnlich ist. Er kümmert sich wirklich um die Menschen, von denen er Mandate annimmt. Dabei geht es nicht nur um unternehmerische oder steuerliche Belange. Oft verwischen sich die Grenzen und er ist sowohl ganzheitlicher Lebensberater als auch Verwalter wirtschaftlicher Gegebenheiten. Wenn wir uns verändern, verändert sich zwangsläufig alles um uns herum auch.

Liebe, die frei gibt, unterliegt keiner Inflation, sie vermehrt sich bei regem Gebrauch, genauso ist es mit der Lebenslust. Ich habe Lust auf Leben – auf Leben, Lieben, Lachen! Genau das.

MEIN BLICK IST NACH vorne gerichtet. Für dieses Buch sollte er noch einmal in die Vergangenheit gleiten, wohlbehütet von lieben Menschen. 2006 habe ich mit Andro Rothe die „Tantrische Körperpsychotherapie – TKPT®" gegründet. Wir arbeiten gerne und voller Freude mit den Seelen der Menschen, die zu uns kommen, mit deren Körpern und mit ihrer Sexualität. Andere therapeutische Kollegen haben sich uns angeschlossen und wir lehren Interessierte das, was wir wissen, und bilden sie aus. Die Einzeltherapie, aber auch Aus- und Fortbildungen bieten wir in Deutschland und als Intensiverfahrungen auf der Insel am Amazonas an. Ich fühle mich sehr erfüllt von dieser Arbeit.

Ich möchte mit einer tantrischen Geste enden, denn Sie und ich haben nun eine sehr persönliche Zeit miteinander verbracht. Es bleibt immer etwas davon im Herzen des anderen und begleitet ihn.

> Ich möchte mit diesem Ritus diese Reise abschließen, damit es gut sein darf:
> Wir beide stehen uns gegenüber und sehen uns in die Augen, ohne den Blick abzuwenden.
> Wir erblicken einander, ohne zu bewerten, einfach den anderen annehmen, wie er ist, sehen, was ist.

Wir haben jeweils unsere Hände vor der Brust mit den
Handflächen aufeinander gelegt und uns verbeugt.
Diese Verbeugung sagt: „Danke, dass du mir begegnest."

Ich sehe Sie nun an, und es ist gut, Sie zu sehen.
Sie sehen mich und haben von mir viel erfahren.
Ich fühle mich gut damit.
Ich öffne meine Hände, ohne den Blick abzuwenden,
und lege meine Hand zwischen Ihre Brüste auf Ihr Herz.
Ich verbinde mich mit Ihrer Herzensenergie.
Sie tun das Gleiche.
Ich spüre nun Ihren Atem und es verbindet sich unser Sein
miteinander. Wir bleiben so lange in dieser Haltung,
bis Sie spüren, dass ich Ihnen nah bin, bis Sie spüren,
dass ein Teil von mir im Guten Sie begleiten will.

Ich wünsche Ihnen Kraft und Mut,
in Hoffnung aufzustehen und loszugehen.
Ich gehe in meinem Herzen mit Ihnen.
Wenn ich mir sicher bin,
dass es bei Ihnen angekommen ist,
ich es in ihren Augen lesen kann,
dann nehme ich mich selbst wieder zu mir zurück.

Ich verbeuge mich tief, beide Hände zum Dank und
Gruß vor das Gesicht gehalten.

„Danke, dass Sie mir in dieser Weise begegnet sind."

Ishta-Deva

12. Nachwort

2003 NIMMT IRIS PAUL-FEUßNER KONTAKT ZU MIR AUF. Ihre Vita ist auf ganzer Linie verletzt und die Schilderung ihrer körperlichen Geschichte erschreckt mich. Ich bitte um ein Gespräch unter vier Augen. Welchen Weg aus der Hölle ihres Lebens könnte es geben? Sie sitzt vor mir und schaut mich mit ihren hellblauen Augen hoffnungsvoll an. Sie macht sich keine Illusionen und sie hat unter der Haut einen unbeugsamen Willen, ihrem Schicksal zu trotzen. Alles schien an ihr gescheitert, das ganze wundersame Leben voll sinnlichem Zauber und süßen Geheimnissen an ihrem Riff der Trostlosigkeit gestrandet, wie an einer verwunschenen Klippe im Meer, fernab jeglicher Freude. Bin ausgerechnet ich der, von dem sie sich Antworten und Erfahrbares erhofft? Ausgerechnet ich, der ich in Fachkreisen als der erschreckend bizarrste Therapeut gelte?

Ich schließe die Augen und schweife in Gedanken auf das zu bearbeitende Feld: „Krass", denke ich und wage mir kaum auszumalen, welche Abgründe es für sie noch zu durchschreiten gibt. Psychologisch ist ihr alles klar, ihr Wissen beeindruckend, nur praktisch? Würde sie das, was ich ihr werde zumuten müssen, überhaupt aushalten können?

Ich ringe mit mir, ob ich sie einen Blick in die zu erwartenden Therapieschritte werfen lassen soll, oder lieber schweigen?

Soll ich ihr sagen, dass es ein langer Weg werden wird? Unweigerlich wird jede tantrische Therapie zu einer therapeutischen Beziehung, eine Entwicklung voller Intimität, Nähe und Mitgefühl. Sie ist kein alltäglicher Fall, eher eine große Herausforderung, deren Konsequenzen für sie wie für mich nicht abzusehen sind. Ich spüre, dass sie bereit ist, in den Abgrund ihrer Hölle zu steigen, sie hat schon so viel Leiden überstanden. Würde sie auf dem Grund ihres Leidens erkennen können, dass sie selber die Schöpferin all dessen ist und dass sie selber neue und andere Dimensionen im Denken, Handeln und Fühlen setzen muss, um ihr bisheriges Leben zu verändern?

Die Verantwortung liegt bei ihr, denke ich. Gibt es überhaupt noch irgendeine Verletzung, die sie nicht schon hatte überstehen müssen? Wozu war ihr Leben wert, wenn nicht auch aus aussichtslosester Lage eine Erlösung zu finden? Den nahenden Tod vor Augen sammelt die Seele ungeahnte Kräfte aus einem anderen Kontinuum als dem des Logos, denn wo Gefahr ist, wächst das Rettende auch!

Ich sage ihr, dass ich bereit bin; die Frage ist, ob sie bereit ist, und Schonung ist nicht angebracht. Sie nickt stumm. Wir gehen gleich an die Arbeit. Es wird ein intensiver und klarer Kampf, den jeder von uns beiden jederzeit verlieren kann. Es kommt darauf an, ihn makellos zu kämpfen, ohne Mitleid, und im Zweifelsfalle auch zu versagen. „Du kannst diesen Weg nur hundert Prozent gehen, und ich werde dich im freien Fall deiner Gefühle begleiten. Es gibt kein Zurück mehr, wo du hinkönntest, keine reine Matte, worauf du dein Herz legen könntest. Steh auf und zieh dich aus, wir müssen den nackten und auch sexuellen Tatsachen ins Auge sehen, von Angesicht zu Angesicht.“

Das *Kularnava Tantra* wird auch das Tantra des grausig Großschrecklichen genannt. Sie wird geloben:

Zahllos sind die lebenden Wesen,
ich gelobe sie alle zu befreien.
Unerschöpflich sind die Leid schaffenden Täuschungen,
ich gelobe sie alle zu überwinden.
Unermesslich sind die Lehren des Lebens,
ich gelobe sie alle zu durchdringen.
Endlos ist der Weg des Erwachens,
ich gelobe ihn ganz zu gehen.

Inzwischen sind Jahre ins Land gegangen und zahllose Lehren und Erfahrungen „am Rande der Haut" sind durchlebt. Sie fliegt nun frei, wie einer unserer roten Ibisse auf der Insel, die des morgens zum Fressen kommen und am Abend nach Hause fliegen, wie an einem unsichtbaren Band in Formation gehalten, jenem energetischen Band, das uns alle zueinander bringt und in der Quantentheorie vielleicht der ultimative Beobachter genannt wird. Auf die noch folgenden Bücher bin ich gespannt.

„Satnam Ishta-Deva, Iris Paul-Feußner"

Andro Rothe
Ilha Fortaleza, Brasilien, August 2007

Tausend Gründe, um abzunehmen

ICH MÖCHTE IHNEN EINEN bemerkenswerten Auszug aus dem Adipositasforum zeigen: *www.adipositas-chat.de.* Hier haben Betroffene, extrem dicke Menschen, aus ihrem Herzen gesprochen, was für sie Gründe sind, um diesen Weg zu gehen. Sie zeigen deutlich auch das Leiden und ihren Humor, der durchaus auch schwarz ist. Ich bitte Sie, dies mit offenem Herzen und tiefem Respekt zu lesen:

* Um guten Sex zu haben.
* Um nicht zu denken, andere würden über einen lachen oder reden.
* Um Kleider in jedem Geschäft kaufen zu können.
* Um seine Schuhe zu binden, die Fußnägel zu lackieren, die Beine übereinanderschlagen zu können.
* Um andere Komplimente als „Du hast doch eine tolle Ausstrahlung" oder „ein so hübsches Gesicht" zu hören.
* Damit keine Leitern, Stühle, Sessel unter mir zusammenkrachen.
* Damit ich nicht wegsehen muss, wenn ich mich auf einem Monitor, einer Überwachungskamera oder im Spiegel sehe.
* Um nicht immer alleine zu Hause zu sitzen, wenn andere zum Tanzen gehen.

* Um nicht ständig als maßlos und faul zu gelten.
* Um beim Abtrocknen nach dem Duschen nicht wieder ins Schwitzen zu kommen.
* Um ins Schwimmbad gehen zu können und nicht von allen angegafft zu werden.
* Um in jeden Stuhl zu passen z B. im Kino, Flugzeug.
* Um reiten oder Fahrrad fahren zu können.
* Um im Supermarkt an der Kasse von kleinen Kindern nicht zu hören: „Mami, guck mal der dicke Mann/die dicke Frau da!"
* Um als Arbeitsloser wieder Aussicht auf einen Job zu bekommen.
* Um mit dem Hund wieder Gassi gehen zu können.
* Um mich wieder in Lebensmittelgeschäfte zu trauen.
* Um im Sommer in ein Paddelboot steigen zu können, ohne befürchten zu müssen, dass dies mit mir untergeht..
* Um für die Kinder unternehmungslustiger und agiler zu sein.
* Um schmerzlos aufzuwachen.
* Um Annäherungsversuche des anderen Geschlechts nicht gleich mit dem Gedanken „Was will denn der von mir? Der führt doch was im Schilde!" abzutun.
* Um mal auf einem Spielplatz auf einem Klettergerüst mitzuklettern.
* Um bei Hänge-WCs keine Angst mehr zu haben, dass sie abbrechen.
* Um in öffentlichen Toiletten bequem die Kabine zu betreten.
* Um in Drehtüren nicht stecken zu bleiben.
* Um für nichts mehr eine Ausrede erfinden zu müssen.

* Um vor anderen etwas essen zu können.
* Um als Mann keine weibliche Brust mehr zu haben.
* Um Kleider zu kaufen, die kein „X..." mehr in der Größe haben.
* Um erfolgreich zu flirten und „heiße Feger" aufzureißen.
* Um beim Sex auch mal oben zu sein.
* Um einen Schoß zu haben.
* Damit sich meine Blutwerte normalisieren.
* Damit aus dem einfachen Aus-dem-Haus-Gehen kein Spießrutenlaufen wird.
* Um nicht mehr bei jedem Bissen ein schlechtes Gewissen zu haben.
* Um meine Gedanken auf die schönen Dinge des Miteinander zu konzentrieren und nicht nur aufs Essen.
* Damit endlich wieder die Arme lang genug sind und der Bauch beim Tanzen nicht im Weg ist.
* Damit bei einem Vorstellungsgespräch nicht mehr nach gesundheitlichen Einschränkungen gefragt wird und der neue Chef nicht noch einen speziellen Bürostuhl für mich anschaffen muss.
* Damit die Badewanne wieder voll Wasser ist und nicht mit mir gefüllt.
* Nichts dagegen zu haben, fotografiert zu werden.
* Um von Menschen, in die ich mich als Mann verliebte, nicht immer den Spruch hören zu müssen: „Du bist ein echt netter Typ, mit dir kann man gut reden. Du bist wie ein Bruder für mich."
* Um wieder mit Blicken zu necken und mir sicher zu sein, dass das nette Feedback wirklich mir gilt.
* Damit mir mein Schwiegervater zum Geburtstag nicht mehr ein Buch schenkt: „Nimm endlich ab, du Vieh!"

* Um bei meinem Schatz zu bleiben, weil ich ihn liebe, und nicht, weil ich keine andere Wahl habe.
* Um keine mitleidigen Blicke im Sexshop zu erhalten.
* Um im Notfall transportiert werden zu können.
* Um mich beim Arzt vernünftig untersuchen lassen zu können: zu schwer für den gynäkologischen Stuhl, zu dick für Augenarztstuhl, zu dick für eine Ultraschalluntersuchung, zu breit für das MRT usw...
* Um endlich an mir herunterzusehen und zu entdecken, dass ich eine Frau bin.
* Um jeden umarmen zu können, ohne mich zu schämen.
* Um nie wieder zu hören: „Das würde dir aber auch nicht schaden", wenn ich auf eine Wanderung einfach nicht mit kann, um keinen Herzinfarkt zu bekommen.
* Um mal alleine in eine Bar oder Café gehen zu können, ohne dass jeder denkt: „Ach, die arme Dicke hat halt keine Freundin."
* Um an der Tür der In-Disco nicht mehr hören zu müssen: „Tut mir leid, heute nur für geladene Gäste."
* Um erhobenen Hauptes durch eine Menschenmenge zu gehen.
* Um mich selbst wieder zu lieben.
* Mich versichern lassen zu können, ohne Dickenzuschlag zahlen zu müssen.
* Um es den Menschen, die mich gehänselt haben, heimzuzahlen.
* Um endlich Fotos von mir zu haben, wo ich mich ertragen kann.
* Um mir von meinen Eltern und meiner Familie nicht die Sorgen anhören zu müssen, die sie sich um mich machen.

* Um nicht mehr das Problem zu haben, mich an bestimmten Stellen nicht waschen zu können.
* Um andere Menschen auch kritisieren zu können, ohne gleich Angst zu haben, dass sie mich danach bezüglich meiner Figur fertigmachen werden.
* Um nicht bei der längst fälligen Beförderung übergangen zu werden.
* Um an keine Diät mehr denken zu müssen.
* Um endlich mal wieder Motorrad fahren zu können.
* Um endlich mal Kleider anziehen zu können, die mir wirklich gefallen, die sexy, modern und feminin sind.
* Um mich wieder zu trauen, freundlich zu lächeln, wenn ein Mensch anderen Geschlechts mich ansieht.
* Um nicht 38, sondern 88 Jahre alt zu werden.
* Um keine wässrigen Wunden mehr unter Bauchfalte, Achseln, Innenoberschenkel und Brust zu haben.
* Um länger zu leben.
* Um nicht lügen zu müssen, wenn ich nach dem Gewicht gefragt werde.
* Um nicht mehr das Gefühl zu haben, ausgelacht zu werden.
* Um nicht mehr weinen zu müssen, wenn ich diesen Beitrag lese.
* Um keine Angst vor einem Blind Date zu haben.
* Um mich selbst endlich wieder glücklich lachen zu sehen.
* Um in Aufzügen nicht nach dem zulässigen Gesamtgewicht zu schauen.
* Um sich ein Wechselhemd auf der Arbeit zu sparen, weil eins durchgeschwitzt ist.
* Um mir meine Socken ohne Verrenkungen anziehen zu können.

* Damit meine Mutter aufhört, meine Frau für mein Gewicht verantwortlich zu machen.
* Um mit einem Mann ins Bett gehen zu können, ohne dass er hinterher seinen Freunden erzählen kann, er hätte Sex mit einer Dicken gehabt, und ich sehe ihn nie wieder.
* Um endlich eine Einladung auch mal absagen zu können, ohne dass unterstellt wird, dass die „gemütliche Dicke lieber nur daheim rumhocken will".
* Um nicht immer nur die Nette zu sein, die für alle da ist, für alle ein offenes Ohr hat, und wenn es mir selbst schlecht geht, keiner mehr Interesse hat.
* Damit niemand meint, es wäre ein Dino gewesen, wenn ich mal jemandem auf den Fuß trete und dieser in sich zusammensackt.
* Um eine Tafel Schokolade kaufen zu können, wenn ich keine Kinder dabei habe.
* Um nicht von der Generation 90+ im Haus überholt zu werden.
* Damit mein Vater im Rausch nicht mehr ausruft: „Kind, nimm endlich ab! Du siehst schrecklich aus! So will dich dein Mann nicht mehr lang im Bett haben, dann ist der auch wieder weg!"
* Um Kampfsport machen zu können, um alle Peiniger von früher windelweich zu prügeln.
* Um endlich keine Witze mehr über mich selbst machen zu müssen, bevor es andere tun.
* Um nicht mehr im eigenen Haus gefangen zu sein, aus Angst vor seelischen Verletzungen, die andere mir zufügen werden.
* Und vieles mehr ...

Danke

Ich danke meinem Ehemann, der in all den Jahren der massiven Veränderungen und der ständigen wechselnden Operationen täglich bei mir im Krankenhaus war, danach mich getragen und oftmals auch ertragen hat.

Meiner Tochter für ihr Durchhaltevermögen und ihre Liebe zu mir. Dass sie in einer neuen Mami ihre Vertraute wiederfinden konnte.

Ich danke dem Chefarzt der Chirurgie Prof. Dr. med. Rudolf Weiner, der mir durch sein Vorschussvertrauen in meine Persönlichkeit die Operation ermöglichte. Er musste mir in den folgenden Jahren mit weiteren Operationen und Notfallmaßnahmen mehrmals das Leben retten und verlor nie den Glauben, dass eines Tages alles gut sein wird.Ich danke ihm für seine Freundschaft, und dafür dass er wusste, wann er das Messer wieder hinlegen konnte. Ich danke, dass er, trotz massiver Steine auf seinem Weg, an seiner Überzeugung festhielt und nie aufgegeben hat, uns Dicken zu helfen.

Ich danke dem Ärztlichen Direktor und Chefarzt der Anästhesie und Intensivmedizin Dr. med. Konrad Stubbig. Er wurde mir zum leibhaften Schutzengel und ich konnte immer seiner Fürsorge in schwierigsten und bedrohlichen Zeiten sicher sein.

Dank an Privatdozent Dr. med. Exner, der als Facharzt für plastische und ästhetische Chirurgie mich eine „Elfe“ nannte, dann ans Werk ging, um mir wieder einen geformten Körper zu geben. Ich bin sehr beeindruckt von seiner Persönlichkeit und seiner Achtsamkeit im Umgang mit mir.

Ich danke Dr. med. Pomhoff, Dr. med. Leo Najman, Rafael

Blanko-Engert, Dr. med. Matkowitz, Prof. Becht für ihren Beistand und ihre medizinische Hilfe.

Ich danke meinen therapeutischen Kollegen, die als Begleiter mitunter viel zu tragen und mit mir zu ertragen hatten. Die mir halfen mich zu orientieren, zu erfahren und zu bestimmen, damit ich Antworten und Wege finden konnte für viele Fragen dieser Krankheit.

Ich danke allen „Dickies", die geholfen haben, ein über Deutschland hinausgehendes Netzwerk aufzubauen. Insbesondere Sascha Oliver Herold, allen Gründungsmitgliedern unseres Vereins für Betroffene (AcSD e.V.), allen Leitern der Selbsthilfegruppen und Moderatoren. Nicht zuletzt denen, die die Besuchsdienste in den Krankenhäusern machen und eine erfahrbare Brücke bilden zu dem neuen und realen Leben außerhalb der Adipositaswelt.

Ein Dank geht an ein prächtiges und wundervolles Land: Brasilien. Bis zur Drucklegung dieses Buches war ich einige Male auf der Insel und habe Monate dort verbracht, gelebt, erlebt und geliebt. Ich darf in den Brasilianern Menschen kennen und lieben, die mich mit ihrer Lebensfreude, ihrer Freundlichkeit und Offenheit, Hilfsbereitschaft und Kreativität verzauberten. Die es mir leicht machten, mich als Gast bei ihnen wohlzufühlen, die großherzig meine dürftigen Sprachkenntnisse lobten, sich mit Händen und Füßen mir verständlich machten. Die sich freuten, dass mir ihr Land gefiel, und mir nie das Gefühl gaben, nur ein Ausländer zu sein. Ich hoffe, noch oft ihr Gast sein zu dürfen.

Einen lieben Dank an meine Verlegerin Martina Jivana Werner, die mich gewann, weil sie mit meinen Augen sehen konnte und nicht ruhte, um alles zu verstehen. Die mir mit unendlicher Geduld und Unterstützung half, mein Buch zu gebären und in die Welt zu bringen.

Ein spezieller und besonderer Dank geht an meinen vertrauten und geliebten Freund und ehrenwerten Lehrer Andro Rothe aus Berlin, der mir die Möglichkeit gab, auf seiner Insel zu schreiben. Der mir als Therapeut, dann als Lehrer und schließlich als Freund meines Herzens begreifbar, spürbar, erfahrbar und ganz hautnah, Mittler für meinen Körper, meine Weiblichkeit, meine Sexualität und mein Selbst ist. Mir seine jahrzehntelange Erfahrung und seine Weisheit vermittelt und mich lehrt, sodass es mir möglich wurde, viele Schlüssel zu finden und innere Türen zu öffnen. Ich freue mich, dass wir in intensiver Arbeit Wissen und Erfahrungen verbinden konnten und gemeinsam die „Tantrische Körperpsychotherapie TKPT®" gründeten, damit auch andere Menschen teilhaben können.

Danke!

Wichtige Adressen

Praxis Iris Paul-Feußner
Psychotherapie (HPG), Tantrische Körperpsychotherapie TKPT®
Postfach 1172, D- 36121 Eichenzell
Tel: 06659-918 222 + 0170-2340034
www.therapie-beratung.info | anfrage@therapie-beratung.info

Tantrische Körperpsychotherapie TKPT®
Nach Andro Rothe und Iris Paul-Feußner
www.tkpt.de | anfrage@tkpt.de

Andro Rothe, Rotes Tantra
Tantrische Körperpsychotherapie TKPT®,
Tantrische Sexualtherapie
Bautzener Str. 3, 10829 Berlin, Tel: 030-2163129
www.diamond-lotus.de | diamond-lotus@t-online.de

Tao Oasis e.V.
Die Tantrainsel im Amazonasdelta / Brasilien
siehe Andro Rothe

Steuerkanzlei Martin Feußner
Weitzelstr. 9, 36381 Schlüchtern
Tel: 06661-919491 | steuerkanzlei.feussner@t-online.de

Prof. Dr. med. Rudolf Weiner
Krankenhaus Sachsenhausen
Schulstr. 31, 60594 Frankfurt am Main, Tel: 069-6605-0
www.krankenhaus-sachsenhausen.de | info@khs-ffm.de

PD Dr. med. K. Exner,
Markuskrankenhaus
Ginnheimer Landstr. 94, 60431 Frankfurt am Main
Tel: 069-9533-0 | markus@fdk.info

Selbsthilfeverein AcSD e.V.
Wallauer Str. 3, D- 65719 Hofheim
Tel: 06192-9776269
www.acsdev.de | vorstand@acsdev.de

Literaturnachweis und Empfehlungen

Prof. Dr. med. Rudolf Weiner, Neue Chancen bei Adipositas
ISBN: 3-8304-3049-3, Trias Verlag

Prof. Dr. med. Rudolf Weiner,
Adipositaschirurgie – Indikation und Therapieverfahren
ISBN: 389599958X, Uni-Med Verlag

Tilmann Moser, Bekenntnisse einer halb geheilten Seele
ISBN: 3-518-41645-6, Suhrkamp Verlag

Andro Rothe, Tantra – Ein Leben
ISBN: 3-89094-322-5, Bohmeier Verlag

Andro Rothe, Olivengarten
ISBN: 3-924226-17-2, Antinous Verlag – BOD

Hell & Miller, Morbide Adipositas
ISBN: 3-609-20181-9, Ecomed Verlag

What the Bleep do we (k)now? DVD Video

Peter Gäng, Tantrischer Buddhismus
ISBN: 3-89620-155-7, Theseus Verlag

Osho, Die Tantrische Vision
ISBN 978-3-936360-97-5, Innenwelt Verlag

Friedrich Nietzsche, Also sprach Zarathustra
ISBN: 3150071119, Reclam Verlag

Helmut Kunz, Der rote Faden der Sucht
ISBN: 3-407-22174-6, Beltz Verlag

Weitere Bücher im Innenwelt Verlag

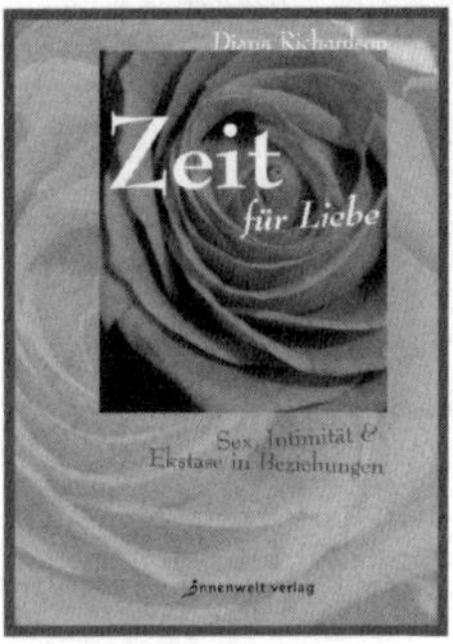

Diana Richardson
ZEIT FÜR LIEBE
Sex, Intimität und Ekstase in Beziehungen
288 S., ISBN 978-3-936360-11-0

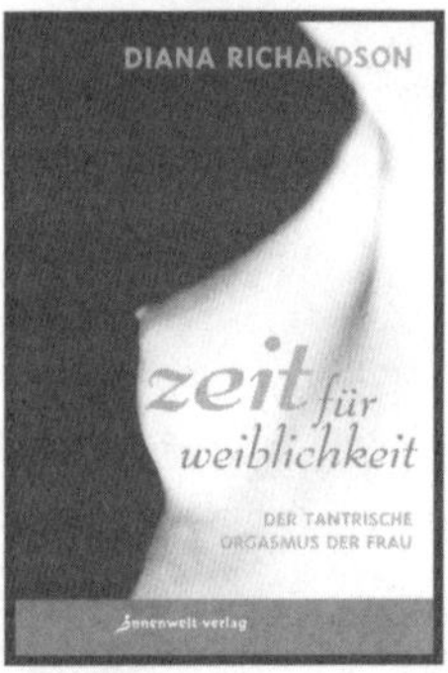

Diana Richardson
ZEIT FÜR WEIBLICHKEIT
Der tantrische Orgasmus der Frau
272 S., ISBN 978-3936360-12-7

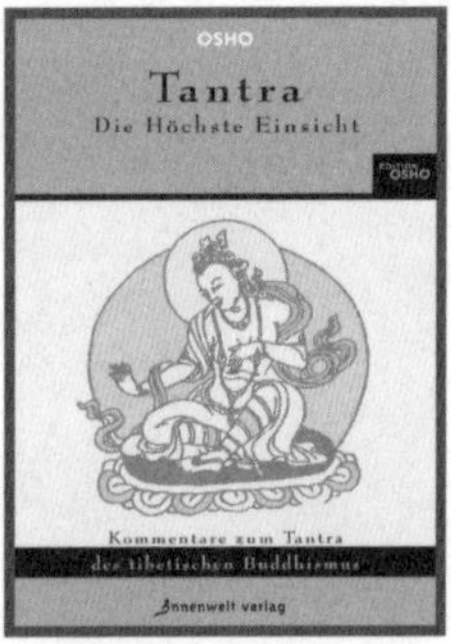

Osho
TANTRA – DIE HÖCHSTE EINSICHT
Kommentare zum Tantra des tibetischen Buddhismus
352 S., ISBN 978-3-936360-73-8

Mehr: www.innenwelt-verlag.de

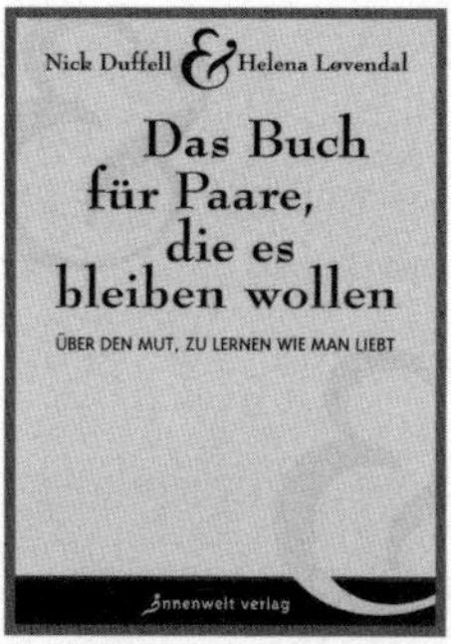

Nick Duffell & Helena Løvendal
DAS BUCH FÜR PAARE, DIE ES BLEIBEN WOLLEN
Über den Mut, zu lernen wie man liebt
256 S., ISBN 978-3-936360-23-3

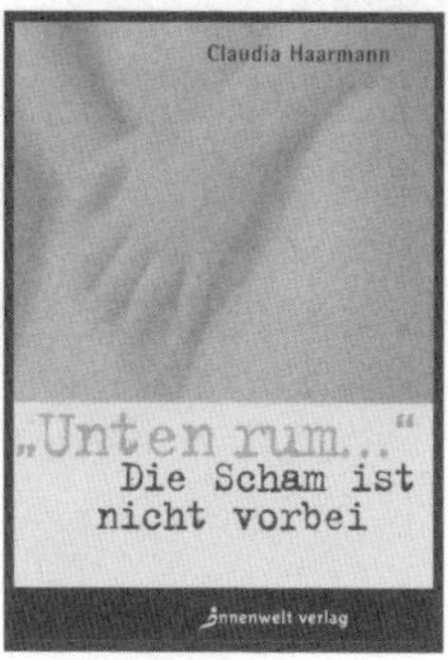

Claudia Haarmann
„UNTEN RUM ..."
Die Scham ist nicht vorbei
224 S. Br., illustriert,
ISBN 978-3-936360-15-8

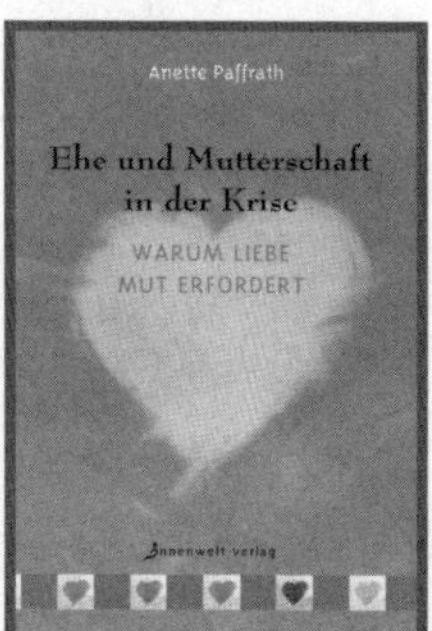

Anette Paffrath
EHE UND MUTTERSCHAFT IN DER KRISE
Warum Liebe Mut erfordert
224 S., ISBN 978-3-936360-14-1